新 DS NOW

Digestive Surgery

2

# 下部消化管癌に対する標準手術

## 手技習得へのナビゲート

◆担当編集委員

山口茂樹
埼玉医科大学国際医療センター
消化器外科 教授

◆編集委員

主幹 白石憲男
大分大学医学部
総合外科・地域連携学講座 教授

北川裕久
倉敷中央病院外科 部長

新田浩幸
岩手医科大学医学部
外科学講座 准教授

山口茂樹
埼玉医科大学国際医療センター
消化器外科 教授


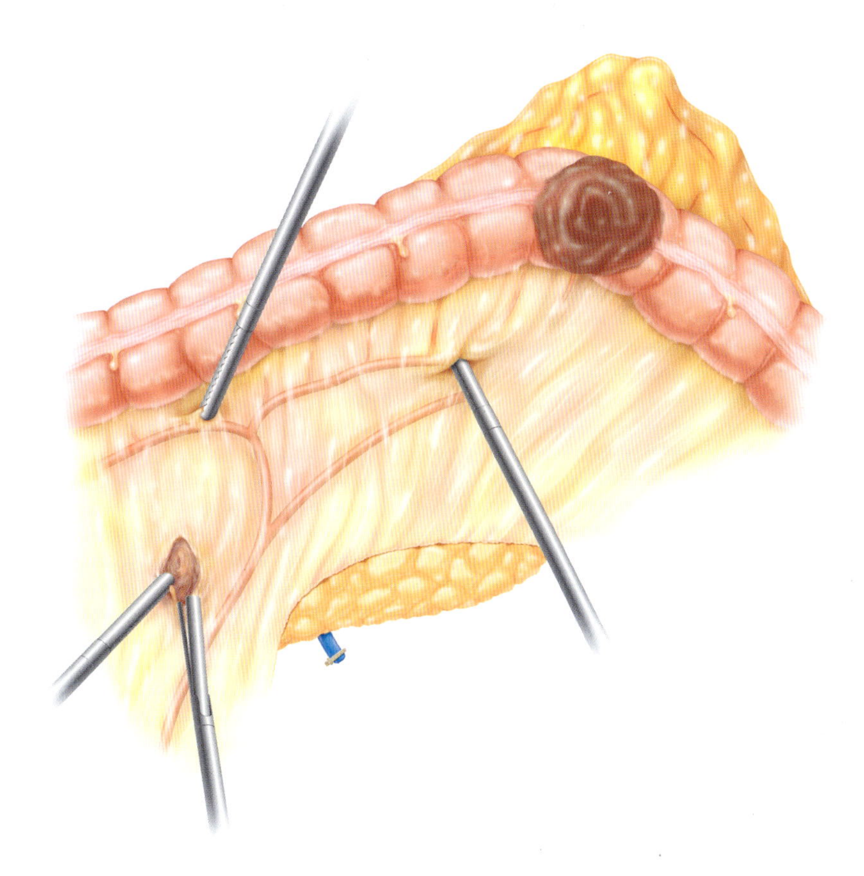

MEDICAL VIEW

本書では，厳密な指示・副作用・投薬スケジュール等について記載されていますが，これらは変更される可能性があります．本書で言及されている薬品については，製品に添付されている製造者による情報を十分にご参照ください．

**DS NOW Updated No.2**
**Standard surgical techniques for colorectal cancer**
(ISBN 978-4-7583-1651-4 C3347)

Editor : Shigeki Yamaguchi

2019. 4.1 1st ed



**Medical View Co., Ltd.**
2-30 Ichigayahonmuracho, Shinjyukuku, Tokyo, 162-0845, Japan
E-mail ed@medicalview.co.jp

# 序　文

2008年から刊行された『DS NOW』シリーズはわかりやすい図と明解な解説により多くの外科医に愛読されてきました。大腸手術に必要な基本的な知識や方法が収載されたこの書は，現在でも大変役立つものです。一方，10年以上が経過し多くの大腸手術に腹腔鏡が用いられるようになって，より詳細な外科解剖の理解や手術のさらなる効率化が図られるようになりました。手術は進歩し続けています。

『新DS NOW』シリーズは最新の情報を取り入れて，大腸手術のスペシャリストたちに執筆していただきました。手術を円滑に行うためには全体の流れが大変重要です。どこから何をするとスムースに開始できて効率がよいか，しかも安全か，次に何を行うべきか，こうした一つ一つのステップを着実に進めていくことが満足できる手術への道になります。各ステップでは定型化した視野の展開と，その場面の外科解剖を理解することで効率よく手術を進めていくことができます。外科解剖とは単なる解剖学的な構造ではなく，例えば剥離層に至るために何を切らなければならないか，切ることによりどう視野が変わるか，そこで注意すべき臓器や構造は何か，何をランドマークにするか，などなど，手術に関連するいわば動的な解剖学といえると思います。本シリーズでは全体の流れを把握していただいた後に，重要な場面はFocusとしてその術野におけるランドマークとなる解剖構造，視野展開の方法，次のステップへの誘導を順序立てて解説してもらいました。さらにポイントとなる手術操作に関しては実際の手術動画にアクセスしていただき視野展開，術者と助手の動きを確認できるようになっています。これからこの手術を始める方，現在悩んでいる方にはもちろん，指導する立場の方にも十分参考になるものと自負しています。

最近，大腸癌は胃癌を抜いて日本人で最も頻度の高い癌となりました。早期癌に対する内視鏡治療も進歩していますが，まだまだ手術を必要とする場合が多い状況です。本書が最新の手術書として多くの外科医に利用されて，安全かつ効率よい手術の普及の一助となることを期待しています。執筆いただいた先生方には大変お忙しい中，きめ細かな注文や修正に対応いただきました。またメジカルビュー社の担当諸氏にも発刊に向けて多大な努力をいただきました。この場を借りて心から感謝申し上げます。

2019年3月

**山口茂樹**

# 目　次

## 下部消化管癌に対する標準手術
### ―手技習得へのナビゲート―

# 執筆者一覧

■担当編集委員　山口　茂樹　埼玉医科大学国際医療センター消化器外科 教授

■執筆者（掲載順）

| | |
|---|---|
| 大塚　幸喜 | 岩手医科大学医学部外科学講座 准教授 |
| 佐々木　章 | 岩手医科大学医学部外科学講座 教授 |
| 山口　茂樹 | 埼玉医科大学国際医療センター消化器外科 教授 |
| 浜部　敦史 | 札幌医科大学消化器・総合，乳腺・内分泌外科 |
| 竹政伊知朗 | 札幌医科大学消化器・総合，乳腺・内分泌外科 教授 |
| 塚本　俊輔 | 国立がん研究センター中央病院大腸外科 |
| 絹笠　祐介 | 東京医科歯科大学大学院消化管外科学分野 教授 |
| 佐々木剛志 | 国立がん研究センター東病院大腸外科 医長 |
| 伊藤　雅昭 | 国立がん研究センター東病院大腸外科長 |
| 石部　敦士 | 横浜市立大学医学部消化器・腫瘍外科学 講師 |
| 渡邉　純 | 横浜市立大学附属市民総合医療センター消化器病センター 講師 |
| 大田　貢由 | 横浜市立大学附属市民総合医療センター消化器病センター 准教授 |

# Web 動画目次 (本文中の は動画のマークです。)

# 動画視聴方法

本書の内容に関連した動画をメジカルビュー社のホームページでストリーミング配信しております。解説と関連する動画のある箇所にはQRコードを表示しています。
下記の手順でご利用ください(下記はPCで表示した場合の画面です。スマートフォンで見た場合の画面とは異なります)。

＊動画配信は本書刊行から一定期間経過後に終了いたしますので，あらかじめご了承ください。

スマートフォンやタブレット端末では，QRコードから左記❸のパスワード入力画面にアクセス可能です。その際はQRコードリーダーのブラウザではなく，Safariや Chrome，標準ブラウザでご覧ください。

**1** 動画配信ページにアクセスします。
http://www.medicalview.co.jp/movies/

**2** 表示されたページにある本書タイトルをクリックします。次のページで，本書タイトル付近にある「動画視聴ページへ」ボタンを押します。

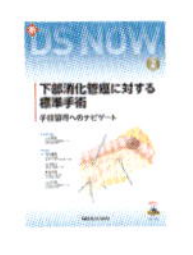

新DS NOW No.2
下部消化管癌に対する標準手術
手技習得へのナビゲート
2019年3月29日刊行

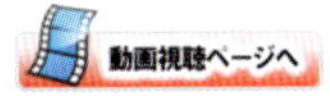


サンプル動画はこちら　この書籍の紹介・ご購入はこちら

**3** パスワード入力画面が表示されますので，利用規約にご同意のうえ，右のスクラッチをコインなどで削り，記載されているパスワードを半角数字で入力します。

**4** 本書の動画視聴ページが表示されます。視聴したい動画のサムネールをクリックすると動画が再生されます。

**動作環境**

下記は2019年3月1日時点での動作環境で，予告なく変更となる場合がございます。

- **Windows**
  OS：Windows 10/8.1/7(JavaScriptが動作すること)
  Flash Player：最新バージョン
  ブラウザ：Internet Explorer 11
  Chrome・Firefox最新バージョン
- **Macintosh**
  OS：10.14 ～10.8(JavaScriptが動作すること)
  Flash Player：最新バージョン
  ブラウザ：Safari・Chrome・Firefox最新バージョン
- **スマートフォン，タブレット端末**
  2019年3月1日時点で最新のiOS端末では動作確認済みです。Android端末の場合，端末の種類やブラウザアプリによっては正常に視聴できない場合があります。
  動画を見る際にはインターネットへの接続が必要となります。パソコンをご利用の場合は，2.0Mbps以上のインターネット接続環境をお勧めいたします。また，スマートフォン，タブレット端末をご利用の場合は，パケット通信定額サービス，LTE・Wi-Fi などの高速通信サービスのご利用をお勧めいたします(通信料はお客様のご負担となります)。
  QR コードは(株)デンソーウェーブの登録商標です。

本Web動画の利用は，本書1冊について個人購入者1名に許諾されます。購入者以外の方の利用はできません。
また，図書館・図書室などの複数の方の利用を前提とする場合には，本Web 動画の利用はできません。

# 結腸

- 腹腔鏡下結腸右半切除術
- 腹腔鏡下左側横行結腸・下行結腸切除術
- 腹腔鏡下 S 状結腸切除術

# 腹腔鏡下結腸右半切除術

大塚幸喜，佐々木章　岩手医科大学医学部外科学講座

## 手術手技マスターのポイント

1. 内側アプローチ法による，回結腸動静脈（ICA/ICV）から中結血管（MCA/MCV）までの中枢側リンパ節郭清を中心に解説する。
2. 内側アプローチを開始する前に，解剖学的ランドマークを確認する。
3. 腸管の授動，郭清範囲が広いため，良好な視野を確保するためのトロッカーや手術のチームメンバーの配置の工夫[1〜4]を行っているので参考にしてほしい。

### 略語一覧

- ARCV：accessory right colic vein，副右結腸静脈
- ASPDV：anterior superior pancreaticoduodenal vein，前上膵十二指腸静脈
- CME：complete mesocolic excision，全結腸間膜切除
- GCT：gastrocolic trunk，胃結腸静脈幹
- ICA：ileocolic artery，回結腸動脈
- ICV：ileocolic vein，回結腸静脈
- MCA：middle colic artery，中結腸動脈
- MCV：middle colic vein，中結腸静脈
- RCA：right colic artery，右結腸動脈
- SMV：superior mesenteric vein，上腸間膜静脈

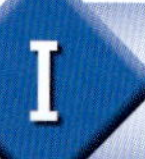

## I 手術を始める前に

### 1．手術の適応（臨床判断）

#### (1) 適応となる場合

●患者側要因：cT4aまでとしているが，リンパ節が中結腸血管根部近傍（No.223）まで腫大している場合や，十二指腸3rd Portionが確認できない広範囲の癒着や浸潤がある場合（sT4b）には開腹手術への移行を考慮するべきである。

●術者側要因：ひとたび損傷すると重篤な合併症に発展してしまう可能性の高い上腸間膜静脈（SMV）やその周囲静脈，さらに十二指腸，膵臓などの重要臓器が近くに存在するため，まずは回盲部切除症例から経験し，安全にSMVを露出し回結腸動静脈（ICA/ICV）を切離できる技術と経験を積んだ後，中結腸動静脈（MCA/MCV）領域の郭清に挑むべきである。

#### (2) 適応としない場合

●明らかに十二指腸への浸潤を認めるcT4b。

## 2. 手術時の体位と機器（図 1）

- 右結腸間膜の展開～内側アプローチ～上行結腸授動：頭低位 5°，左半側臥位 13°。術者は患者の脚間に位置する（図 1a）。
- 肝彎曲部授動：頭高位 5°，左半側臥位 13°。術者は患者の左側頭側に移動する（図 1b）。

**図 1 体位と機器**

a：術者は内側アプローチから surgical trunk の郭清時は患者の脚間に立つ。
b：術者は肝彎曲部の授動時は患者の左頭側に立ち，術者右鉗子または超音波凝固切開装置（LCS）は，心窩部のトロッカーを使用する。

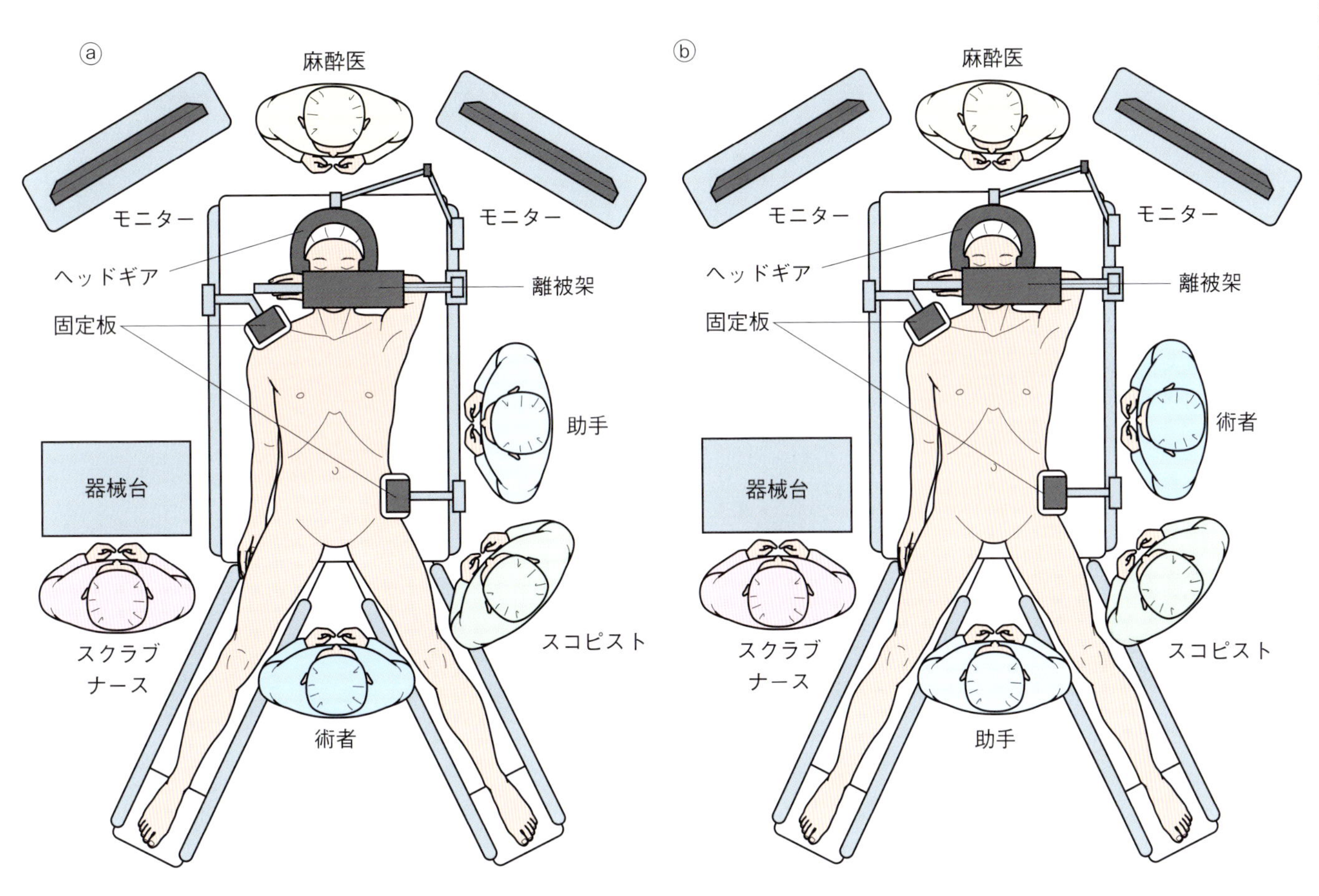

## 3. 腹壁創（図 2）

● カメラ用トロッカーを臍尾側に挿入する理由は，surgical trunk 郭清や内側アプローチ時の十二指腸，膵頭部の視野を良好にするためである。

● 小開腹創はカメラ用トロッカー創を頭側に延長し，臍縦正中切開 3 ～ 5cm とする。

**図 2 腹壁創（トロッカー配置）**

カメラ用トロッカーを臍尾側にすることで，triangle formation を保持しながら頭側を見上げる視野で surgical trunk の郭清が可能となる。恥骨上のトロッカーから，リニアステープラーを挿入するため 12mm 径とし，トロッカーによる膀胱損傷をしないように恥骨上縁から 2 横指頭側に挿入する。

◀ - - ▶：小開腹創は臍縦切開とし，腫瘍の大きさに合わせて 3 ～ 5cm としている。

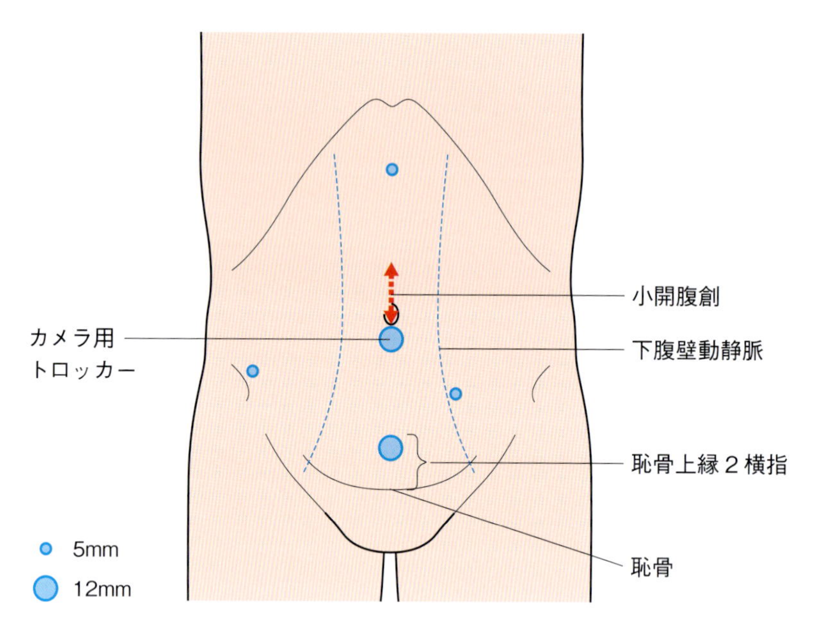


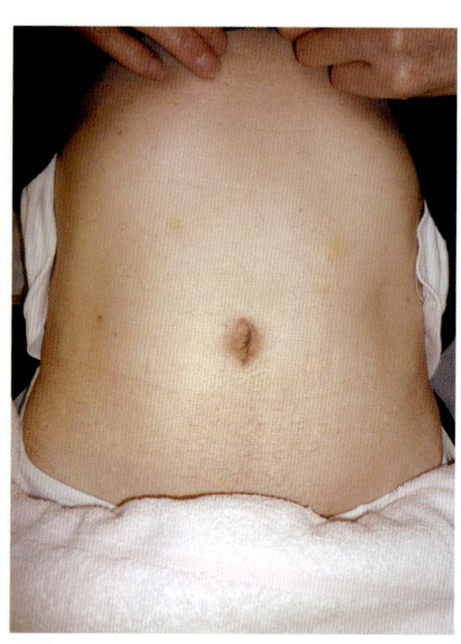

術後 6 カ月目の腹部

## 4. 周術期のポイント(図3)

● 筆者施設での結腸癌の周術期プロトコールを示す。絶食期間を短くしたERAS (Early recovery after surgery) の概念に沿った内容となっている。

**図3 周術期のプロトコール**

通常は，ERASと漢方薬を使用した周術期管理を特徴としているが，術前狭窄が高度で口側腸管の浮腫が懸念される症例では，少なくとも術前4日前に入院し絶食，補液管理とし緩下剤（漢方薬）は腹痛の原因になるため慎重に使用するか控える。

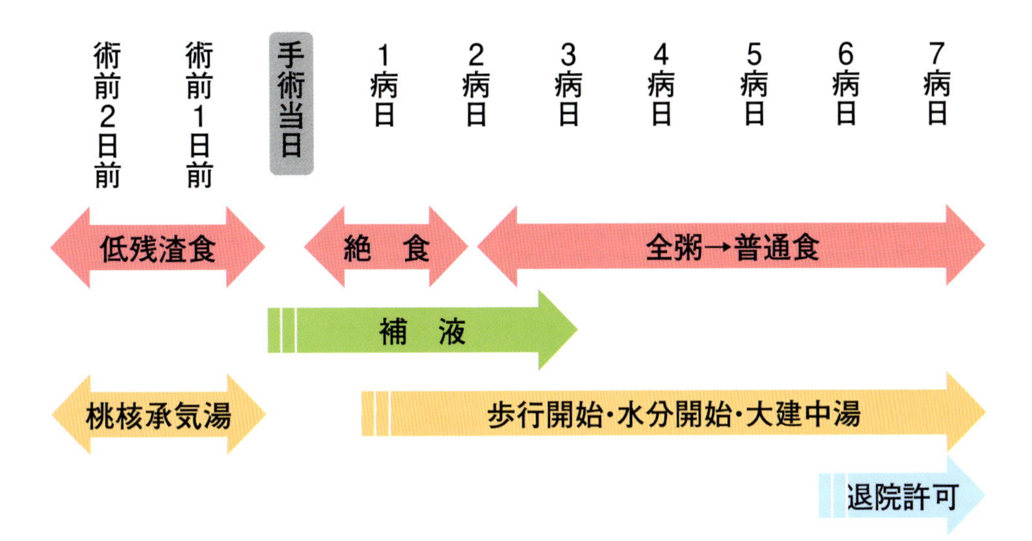

# Ⅱ 手術を始めよう—手術手技のインデックス！

## 1. 手術手順の注意点

- 定型化手術には手術手順が重要であるが，剥離層が不明瞭な場合や視野の確保が困難な場合には，手術手順にこだわりすぎないことも大事である。特に右側結腸は，癒着や解剖学的に個人差が多いため，S状結腸切除術よりも定型化が難しい手術である。
- 手術手順の場面ごとに解剖学的ランドマークを把握し，確認しながら手術を進めることが重要である。
- 助手の把持する部位，方向にも留意し，術者が明確に指示する。

## 2. 実際の手術手順

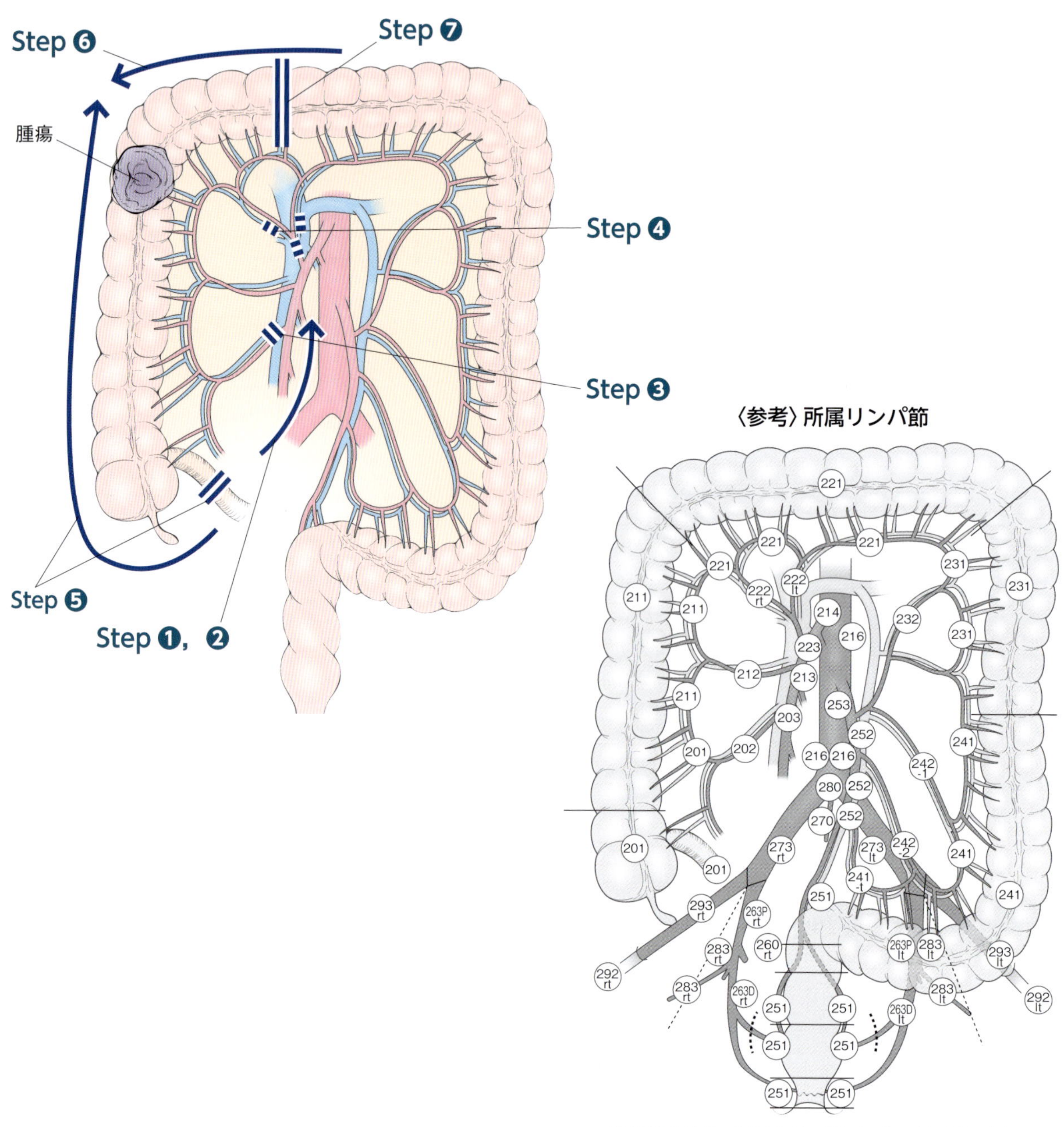


（大腸癌研究会編：大腸癌取扱い規約 第9版．金原出版，東京，2018 を参考に作成）

[ Focus は本項にて習得したい手技（後述）]

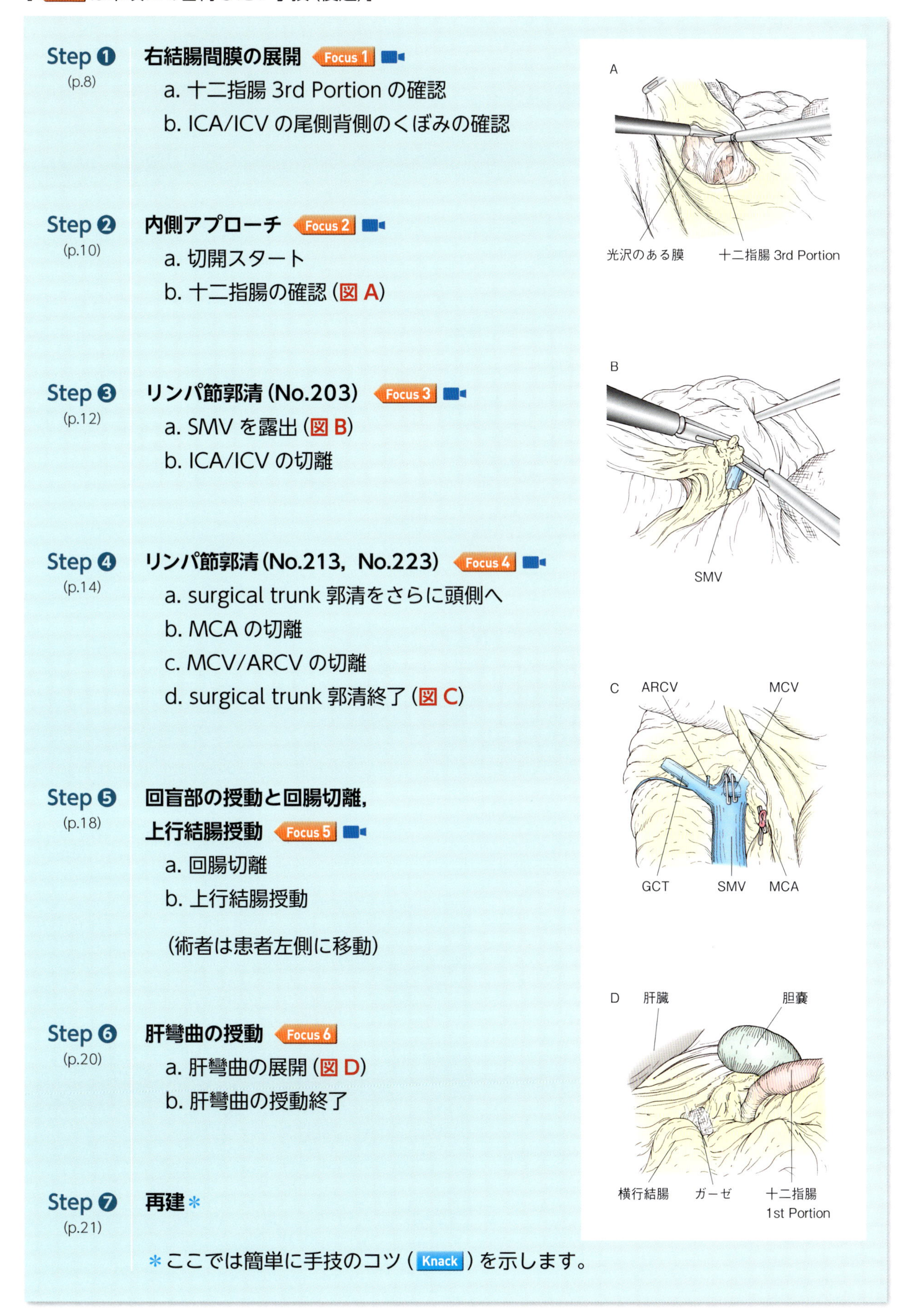


**Step ❶** (p.8)
**右結腸間膜の展開** Focus 1
a. 十二指腸 3rd Portion の確認
b. ICA/ICV の尾側背側のくぼみの確認

**Step ❷** (p.10)
**内側アプローチ** Focus 2
a. 切開スタート
b. 十二指腸の確認（図 A）

**Step ❸** (p.12)
**リンパ節郭清（No.203）** Focus 3
a. SMV を露出（図 B）
b. ICA/ICV の切離

**Step ❹** (p.14)
**リンパ節郭清（No.213，No.223）** Focus 4
a. surgical trunk 郭清をさらに頭側へ
b. MCA の切離
c. MCV/ARCV の切離
d. surgical trunk 郭清終了（図 C）

**Step ❺** (p.18)
**回盲部の授動と回腸切離，**
**上行結腸授動** Focus 5
a. 回腸切離
b. 上行結腸授動
（術者は患者左側に移動）

**Step ❻** (p.20)
**肝彎曲の授動** Focus 6
a. 肝彎曲の展開（図 D）
b. 肝彎曲の授動終了

**Step ❼** (p.21)
**再建**＊

＊ここでは簡単に手技のコツ（ Knack ）を示します。

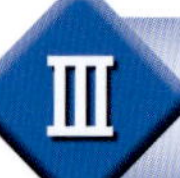

# III 手技をマスターしよう！

Step ❶

## Focus 1 右結腸間膜の展開

### 1. 手技のスタートとゴール

●大網と横行結腸を頭側に挙上，小腸は骨盤内に収納し右結腸間膜を展開する（図4）。

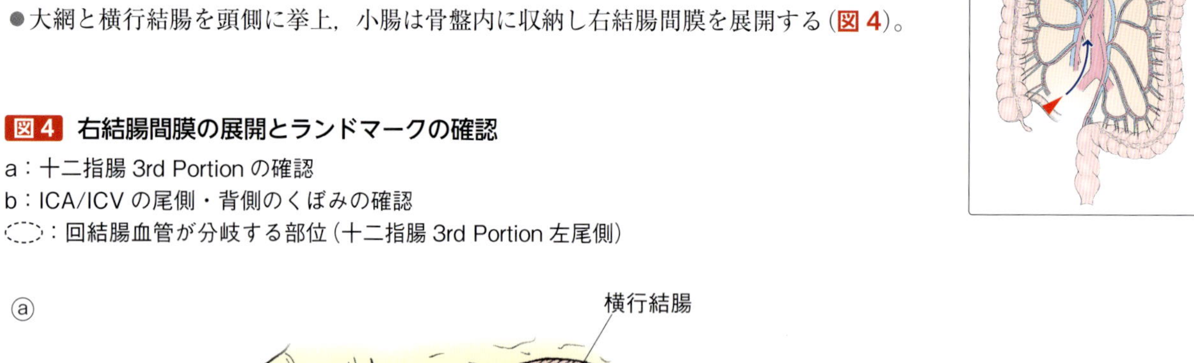


**図4 右結腸間膜の展開とランドマークの確認**

a：十二指腸 3rd Portion の確認
b：ICA/ICV の尾側・背側のくぼみの確認
◌：回結腸血管が分岐する部位（十二指腸 3rd Portion 左尾側）

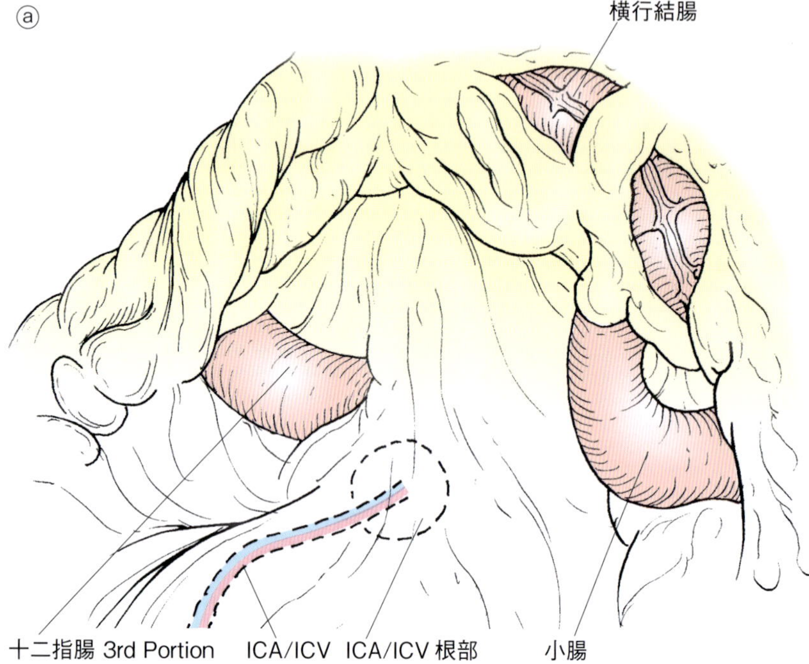


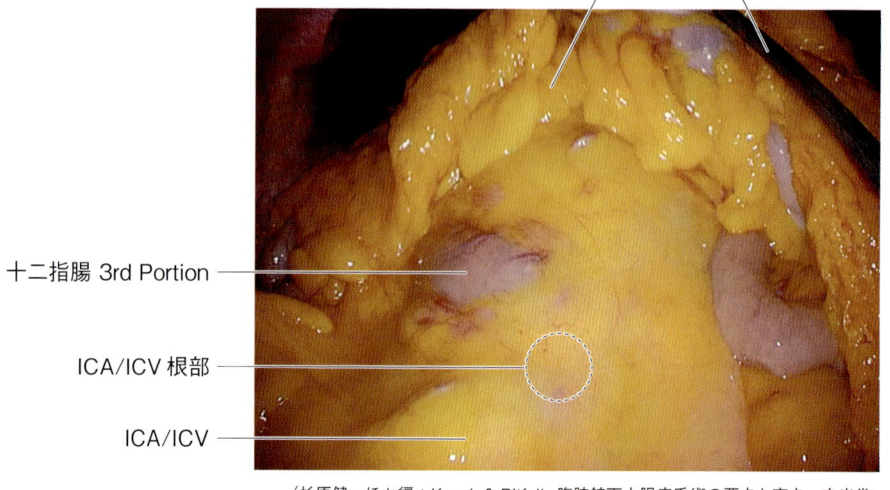


（杉原健一ほか編：Knack & Pitfalls 腹腔鏡下大腸癌手術の要点と盲点．文光堂，2016 より引用改変）

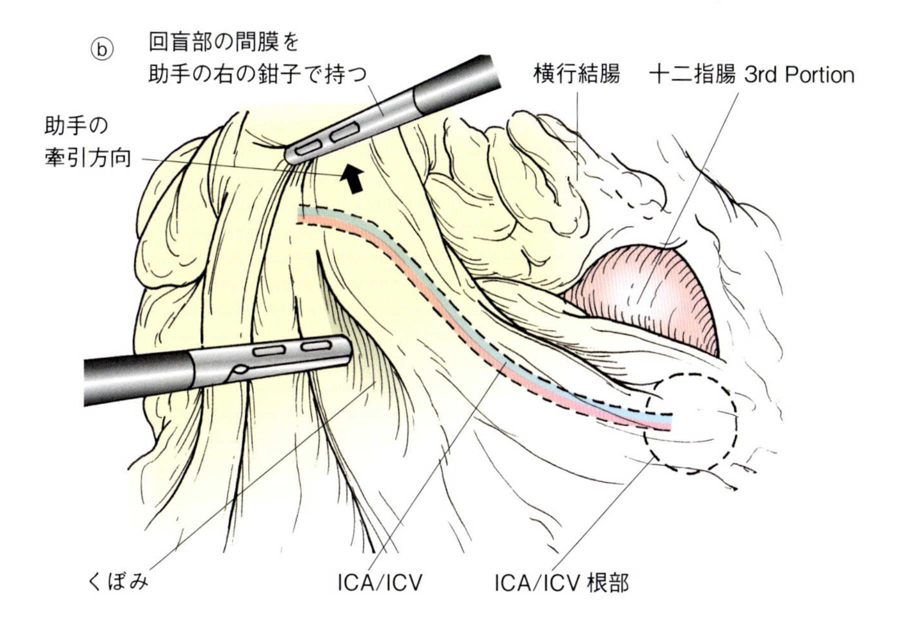


## 2. 手技の習得

**◉ 手技の概要**

内側アプローチの開始点を決定するために必要なランドマークを確認する。

**◉ 手技習得のポイント**

(1) 頭低位(5°)，左半側臥位(13°)とし大網・横行結腸を頭側に挙上する。

(2) 小腸は骨盤内に収納し右結腸間膜が展開できる程度まで左側に移動する。

(3) ランドマークとなる十二指腸 3rd Portion を右結腸間膜越しに透見し，ICA/ICV を索状物として確認する。その索状物を腹側に挙上すると ICA/ICV の尾側・背側の間膜に「くぼみ」が確認できる。その「くぼみ」が内側アプローチの開始点となる(1)。

1

(動画時間 01：27)

## 3. アセスメント

### Q 右結腸間膜の展開時の助手の鉗子はどの部位を把持するのか？

▶上腹部トロッカーからの助手右鉗子で ICA/ICV の索状部の腹膜を腹側に牽引し，左側腹部トロッカーからの助手左鉗子で横行結腸間膜を頭側・腹側に牽引する(図 4a・b)。

### Q 小腸が右結腸間膜に迫り出してきた場合は？

▶頭低位から水平，あるいは若干頭高位にして小腸を骨盤内に収納する。

### Q 内臓脂肪が厚い症例でも十二指腸 3rd Portion は確認できるのか？

▶内臓肥満の症例でも右結腸間膜に良好なテンションを加えることで十二指腸 3rd Portion は確認できる。確認できない場合は，後腹膜剥離先行によるアプローチも考慮する。

Step ❷

# Focus 2 内側アプローチ

Focus Navi

## 1. 手技のスタートとゴール

●ICA/ICV の尾側・背側の「くぼみ」を切開し，十二指腸 3rd Portion 前面を確認する（**図5**）。

**図5 内側アプローチ**

a：内側アプローチのスタート

b：十二指腸の確認

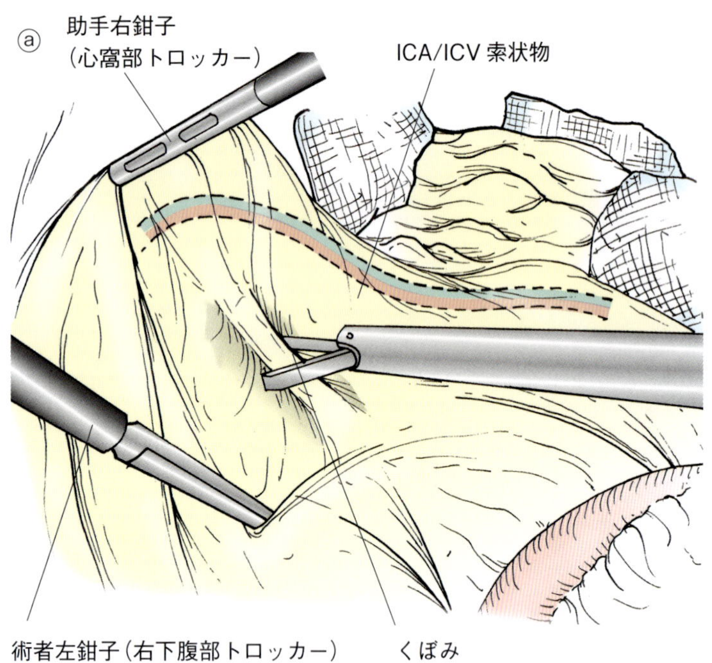


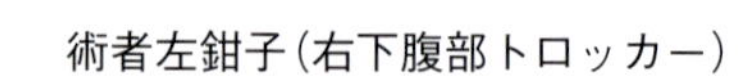


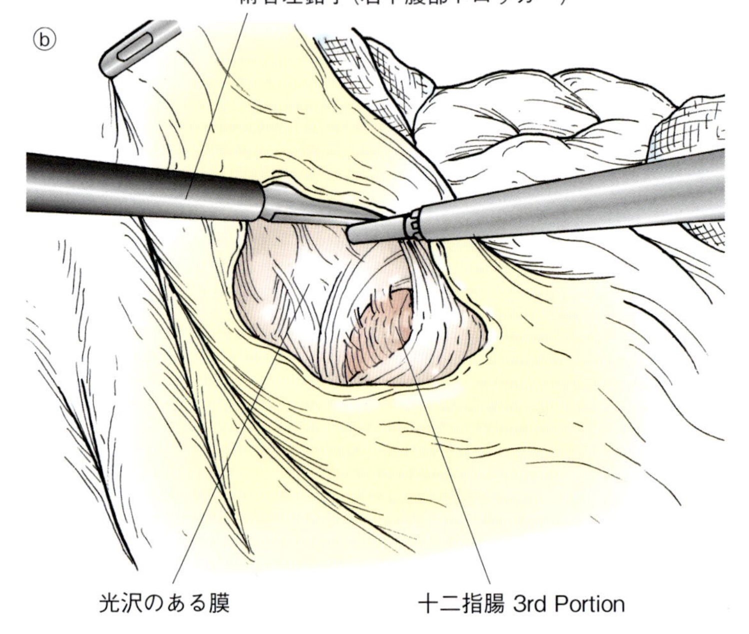

## 2. 手技の習得

◉ **手技の概要**

全結腸間膜切除（CME）を目指す最も重要な手技となる。最初の結腸間膜切開がポイントとなる。

◉ **手技習得のポイント**

(1) ICA/ICVの尾側・背側の「くぼみ」に切開を加え，脂肪組織を丁寧に頭側に剥離すると，綿状の疎な組織が現れる。出血させないようにさらに頭側に剥離を続けると光沢のある後腹膜下筋膜が背側に確認できる。これが正しい剥離層となる。

(2) 正しい剥離層を見出すポイントは，助手右鉗子による間膜の良好な腹側への牽引，術者左鉗子による腹側・背側への的確な牽引，そして出血させないためのエネルギーデバイスの使い方である。正しい剥離層を確認するまでは決してあせらず，出血させないことが重要である。

(3) エネルギーデバイスとしては，筆者はLCSを使用しているが，ショートピッチで組織を切離し，ショートストロークで剥離することがコツである（2）。

(4) LCSでアクティベート後，余熱のある状態でアクティブブレードを組織に当てると熱損傷の危険があるため，十二指腸や膵前面の剥離の際は，ティッシュパッド側を使ったほうが安全である。

2

（動画時間01：41）

## 3. アセスメント

### Q 後腹膜下筋膜をうまく確認できない場合はどうするか？

▶内側アプローチスタート時点で正しい剥離層を見出せない場合には，約13°程度の頭低位，終末部回腸を頭側に排除し，後腹膜剥離先行によるアプローチ法に切り替えることをお勧めする。

### Q 内側アプローチで十二指腸 3rd Portion が確認できるか？

▶臍の頭側にカメラ用トロッカーを挿入すると，内側からの十二指腸の確認は困難である。特に，痩せた高齢女性の場合は内臓全体が下垂傾向にあるためより困難となる。そのため，筆者は臍の尾側にカメラ用トロッカーを挿入することにしている。以前は，恥骨上の12mmトロッカーからカメラを挿入していたが，スコピストと術者の右手がバッティングすることが多いため，現在のトロッカー配置となった。

### Q 内側アプローチはどこまで剥離すればよいのか？

▶内側アプローチの間膜切開は比較的大きくしている。切開する方向は「くぼみ」から中枢側（surgical trunk寄り）方向としている。ただし，SMVの損傷には十分注意が必要であり，筆者は十二指腸3rd Portionが少しでも確認できた時点で最初の内側アプローチを終了し，次のFocus 3のICA/ICVの処理操作に移行している。最終的に十二指腸1st Portionのレベルまで広範囲に剥離する。

Step ❸

## Focus 3 リンパ節郭清（No.203）

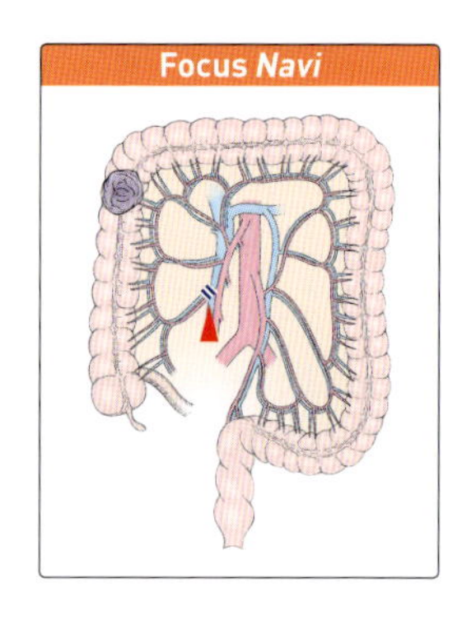


### 1. 手技のスタートとゴール

●SMV の露出から，MCA を確認するまでとする（図 6）。

**図 6** SMV の露出と No.203 郭清

a：SMV を露出
　➡：助手の牽引方向
b：ICA/ICV の切離

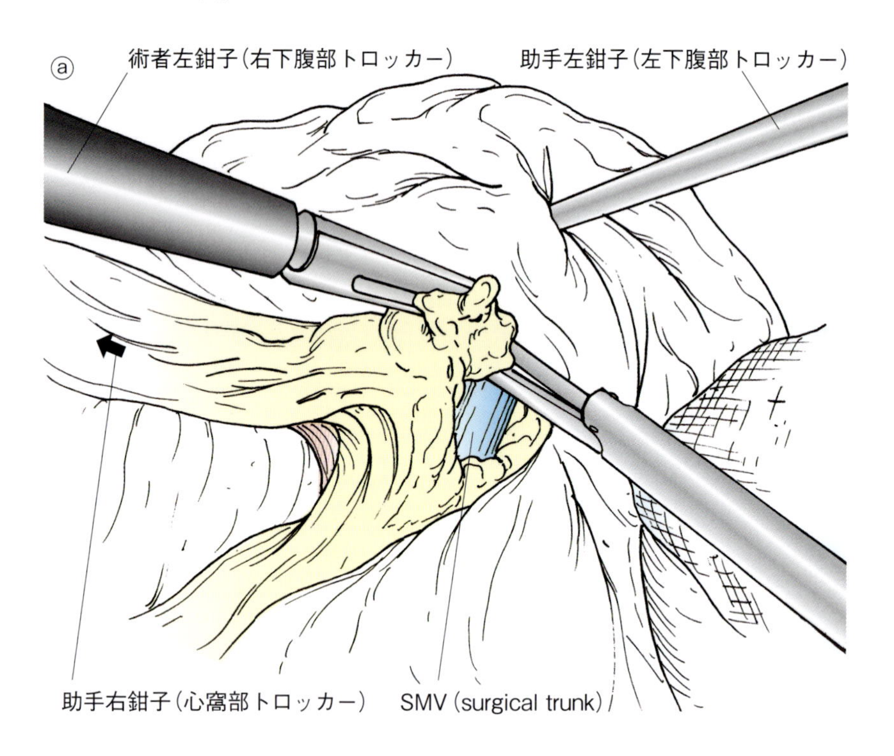


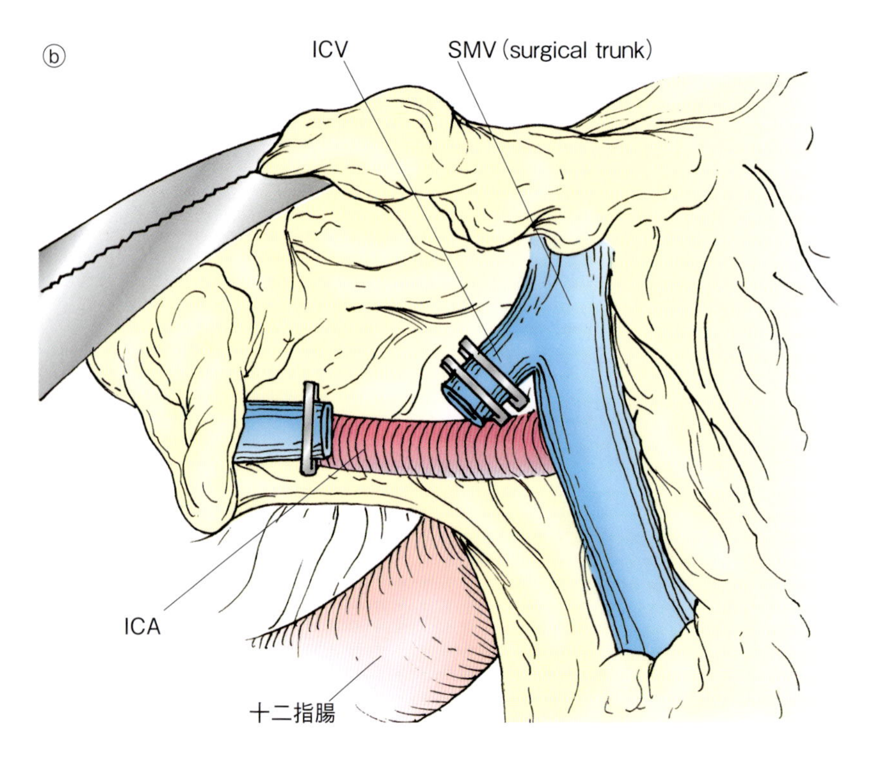

## 2. 手技の習得

**◉ 手技の概要**

進行右側結腸癌に対する結腸右半切除術（D3）の手技として，ICA/ICVからMCA/MCVまでのリンパ節郭清を行う。ここでは，まずNo.203リンパ節郭清を解説する。

**◉ 手技習得のポイント**

(1) 内側アプローチの切開創をSMV側に慎重に延長する。浅いレベルで脂肪組織を切離するとSMV本幹，いわゆるsurgical trunkが青く透見できる。

(2) SMVの前面を露出し頭側に郭清を進め，ICA/ICVの分岐部を露出する。切離順は，ICAがSMVの腹側を走行する場合はICA切離を先行することが多い。

(3) ICA/ICV切離後，さらに内側アプローチを十二指腸下行脚，膵頭部まで進め，同時にsurgical trunkを頭側に進めると，通常SMV腹側を走行するMCAに行き当たる（3）。

3

（動画時間 03：42）

## 3. アセスメント

### Q SMV露出のコツは？

▶SMVを安全に確認するコツは，ICA/ICVの根部側に間膜切開を延長し，脂肪組織をエネルギーデバイスで慎重に切離することである。その後，助手のICA/ICVの牽引方向を盲腸（10時）側に牽引することで，薄くなった脂肪組織を透してSMVが青く透見できるようになる。

### Q SMVからの小出血をさせないコツは？

▶SMVの血管壁を完全に露出し，LCSのティッシュパッドをSMVと脂肪組織に滑り込ませ切開する。その際，組織を大きく挟み込むと血管壁まで巻き込んでしまい思わぬ大出血をきたしてしまうため，SMVと脂肪組織間にスペースを確保して，さらにアクティブブレードとティッシュパッドを半開きの状態にしてショートピッチで切離する（図7）。

### Q surgical trunkのD3郭清はどこを目印にするべきか？

▶SMV左側縁までをD3としている。切離線はSMV真上としているが，助手右鉗子でICA/ICVを10時方向に牽引することにより，結果的にSMV左側縁までの郭清となる。

**図7** surgical trunkの安全な郭清法

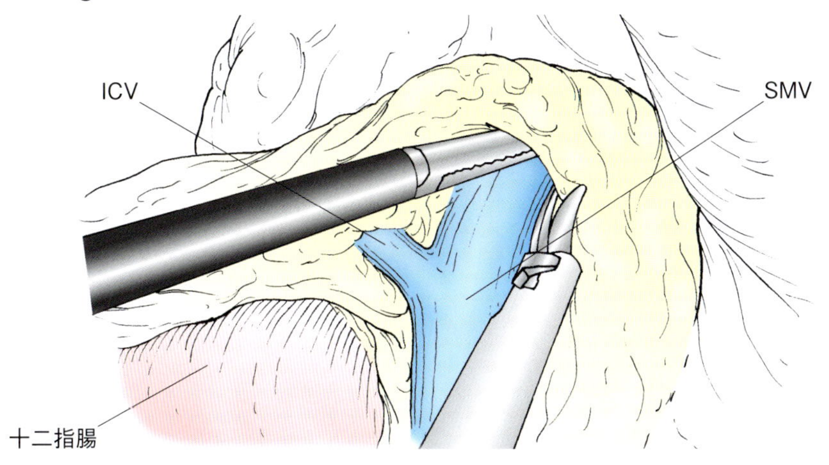

Step ❹

# Focus 4 リンパ節郭清（No.213，No.223）

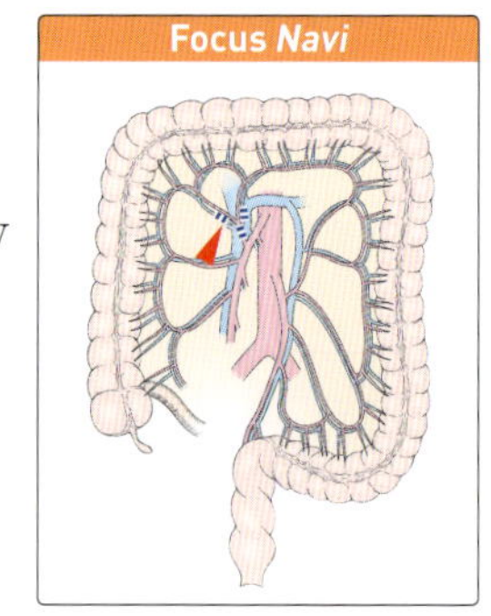


## 1. 手技のスタートとゴール

● 内側アプローチと surgical trunk の郭清を頭側に進め，MCA（RCA）→ MCV → ARCV の順で切離する（図8）。

**図8** No.213，No.223 郭清と全結腸間膜切除

a：surgical trunk 郭清をさらに頭側へ
b：MCA の切離
c：MCV と ARCV の切離
d：surgical trunk 郭清終了

ⓐ

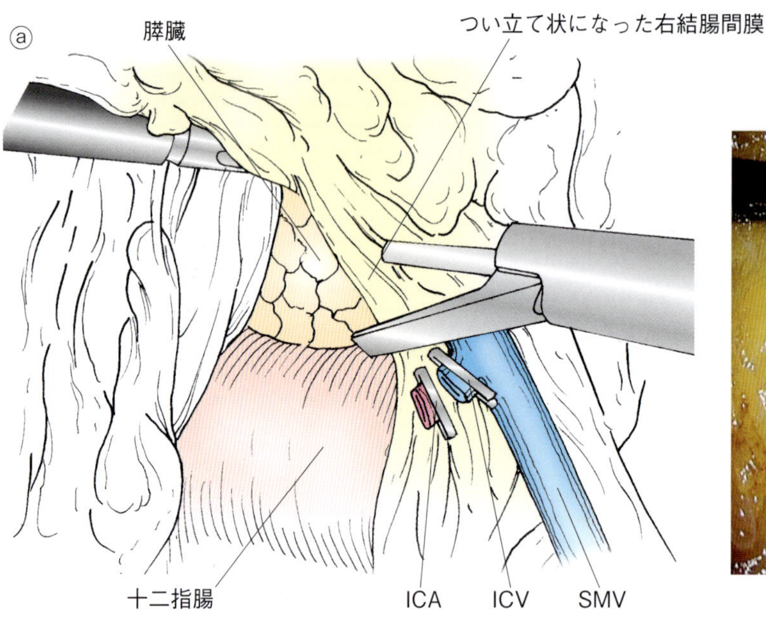


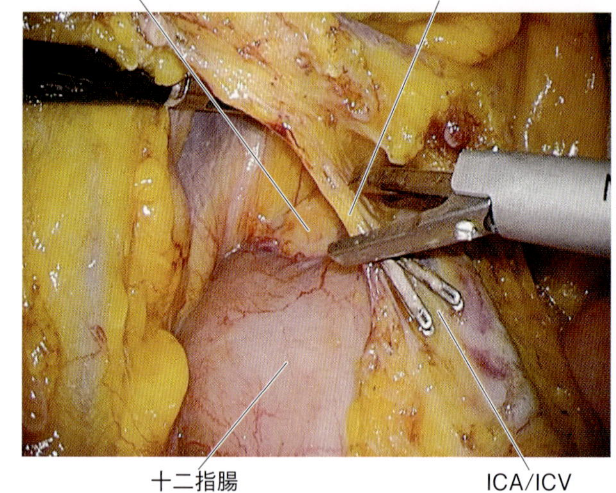


（杉原健一ほか編：Knack & Pitfalls 腹腔鏡下大腸癌手術の要点と盲点．文光堂，2016 より引用改変）

ⓑ

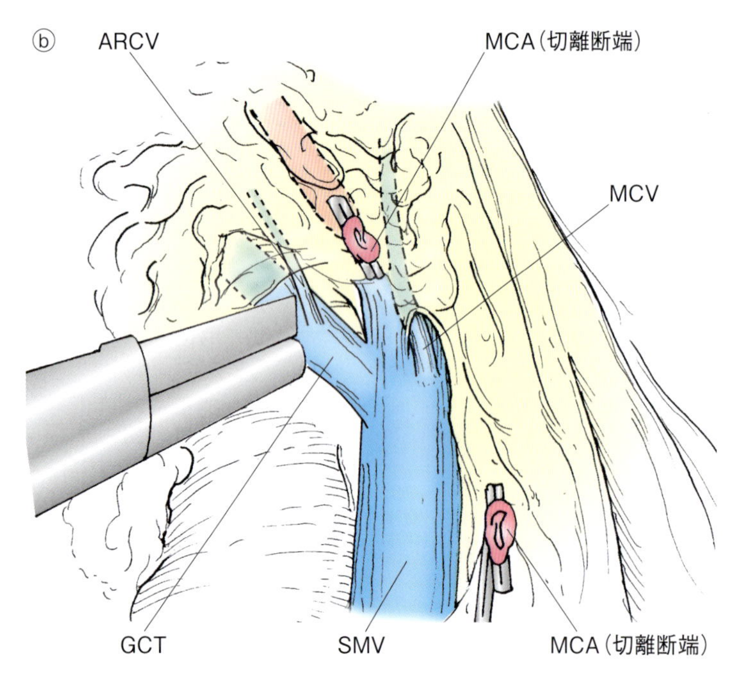


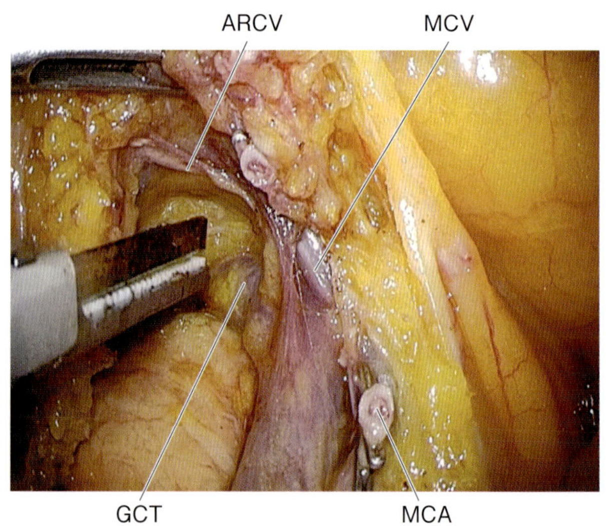


（杉原健一ほか編：Knack & Pitfalls 腹腔鏡下大腸癌手術の要点と盲点．文光堂，2016 より引用改変）

ⓒ
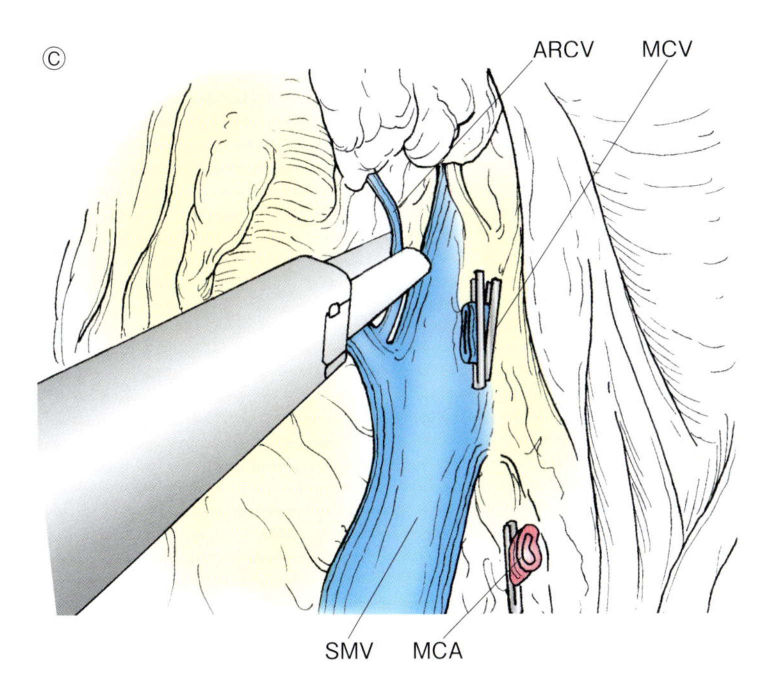
ARCV
MCV
SMV
MCA

ⓓ
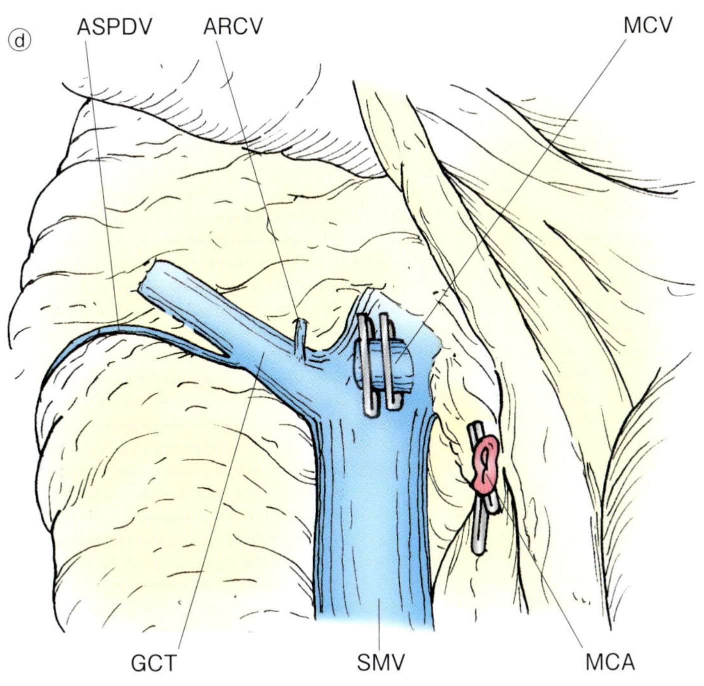
ASPDV
ARCV
MCV
GCT
SMV
MCA

## 2. 手技の習得

◉ **手技の概要**

本手術手技で最も重篤な合併症に起因する可能性のある場面といえる。術者のみならず，助手の牽引する力加減や術者が操作するエネルギーデバイスの角度に注意を払う。

◉ **手技習得のポイント**

(1) つい立て状になった右結腸間膜の付着部を，SMV 右側縁で切離していくことで CME が可能となる。

(2) 腫瘍の局在にもよるが，右結腸動脈（RCA）または MCA を根部で切離する。MCA 切離後，SMV と胃結腸静脈幹（GCT）の分岐部周囲から MCV が立ち上がっていることを確認し切離する。

(3) SMV の右側に分岐する GCT をさらに右側に進めると，膵臓側に前上膵十二指腸静脈（ASPDV）と結腸間膜側に副右結腸静脈（ARCV）が確認できるため，慎重に ARCV を根部で切離する（4）。

4

（動画時間 03：13）

## 3. アセスメント

### Q MCA を処理する際の注意点は？

▶MCV のほとんどは MCA のすぐ背側（頭側）に存在するため，内側アプローチの視野ではブラインドになっていることが多い。そのため MCA を最初に処理する際，鉗子による剥離操作や LCS の先端で MCV を損傷する危険性があるため，細心の注意が必要である（**図 9**）。

**図 9** MCA 剥離時の注意点

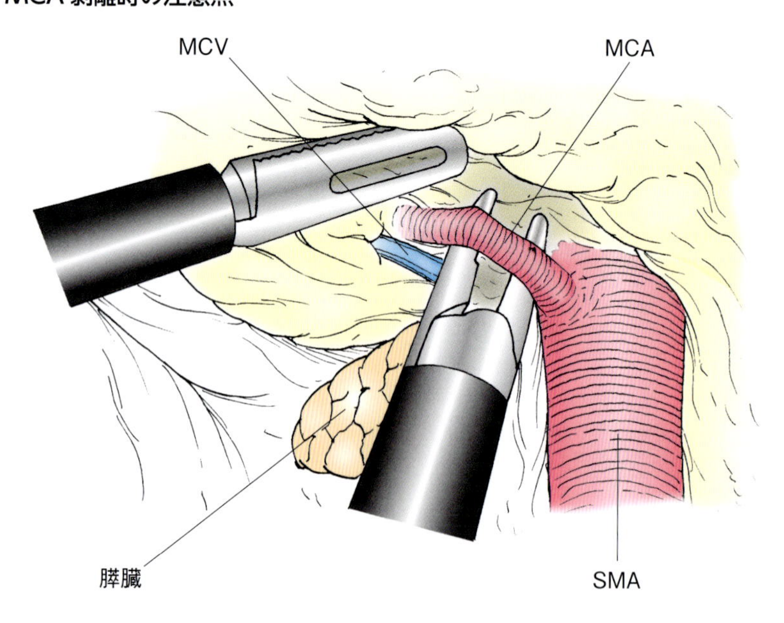

## Q ARCV を確認するコツは？

▶内側アプローチ時に，背側から腸間膜を見上げるとARCVの走行が確認できることが多い（**図10**）。その時点でARCV根部のおおよその位置が予想できる。内側から確認できない場合，または確認できたとしても右胃大網静脈との鑑別ができない場合は，頭側からのアプローチで確認し切離する。

## Q ARCV は右側結腸の場合にすべて切離するか？

▶回盲部切除術が適応となる症例は切離していない。しかし内臓肥満症例に関しては，小開腹創から無理に引き出すことでARCVを損傷し大出血に至ることがあるため十分注意が必要である。

**図10** ARCVの確認法

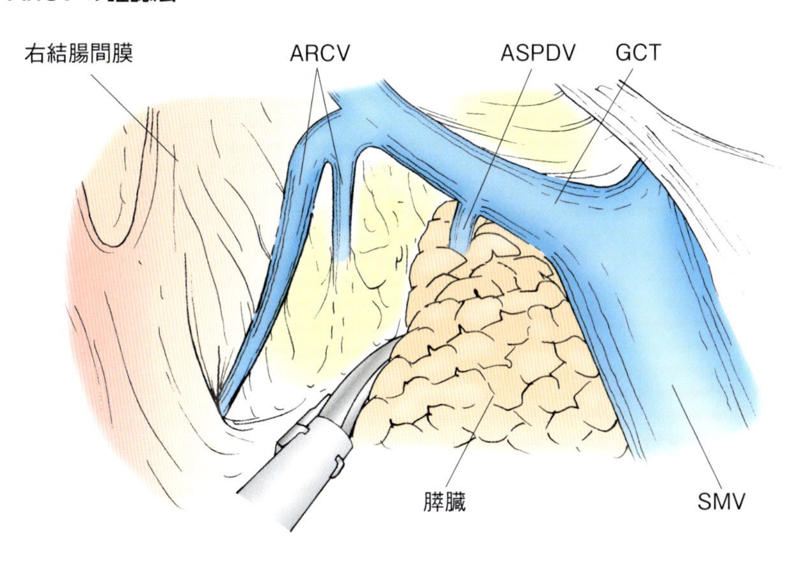

Step ❺

# Focus 5 回盲部の授動と回腸切離，上行結腸授動

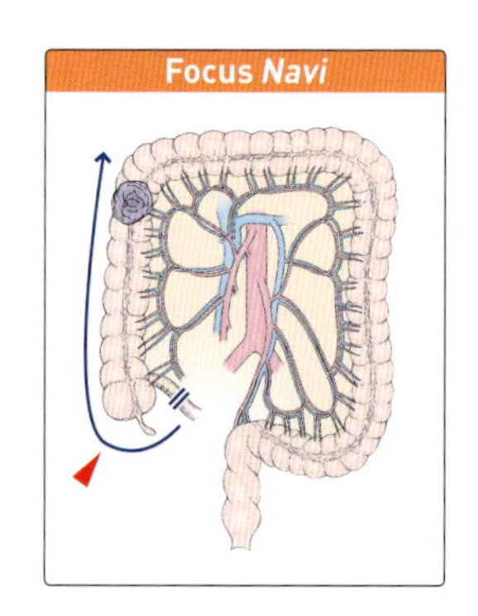


## 1．手技のスタートとゴール

● 回盲部を内側から授動し，腹腔内で回腸切離する（図 11）。

**図11 回腸切離**

a：回盲部を遊離し腹腔内で回腸切離

b：良好な視野での上行結腸授動

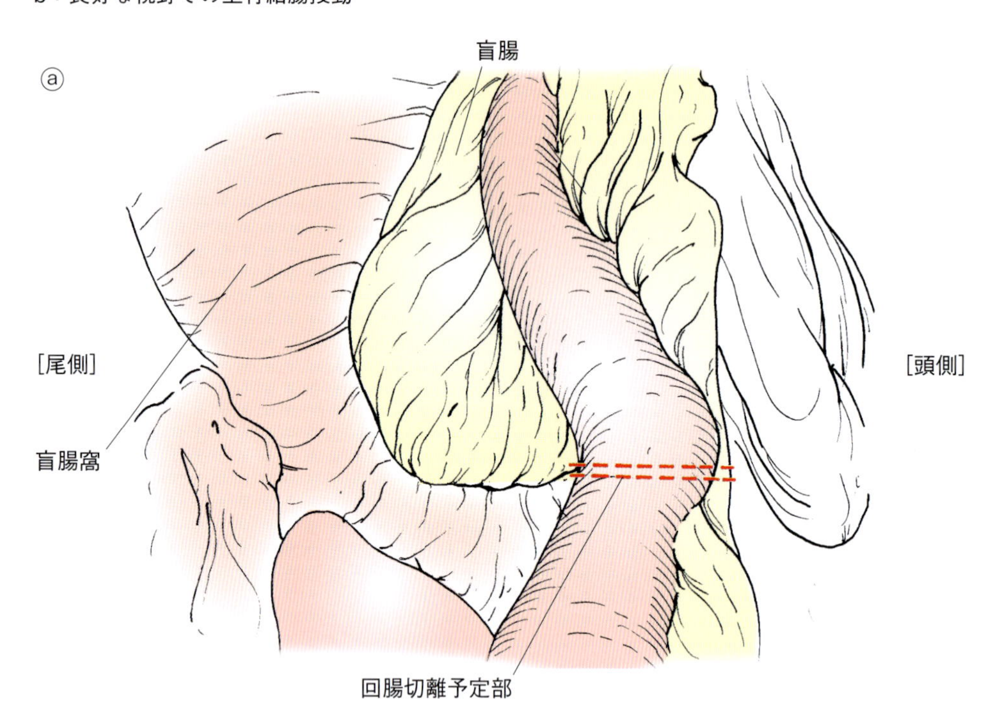


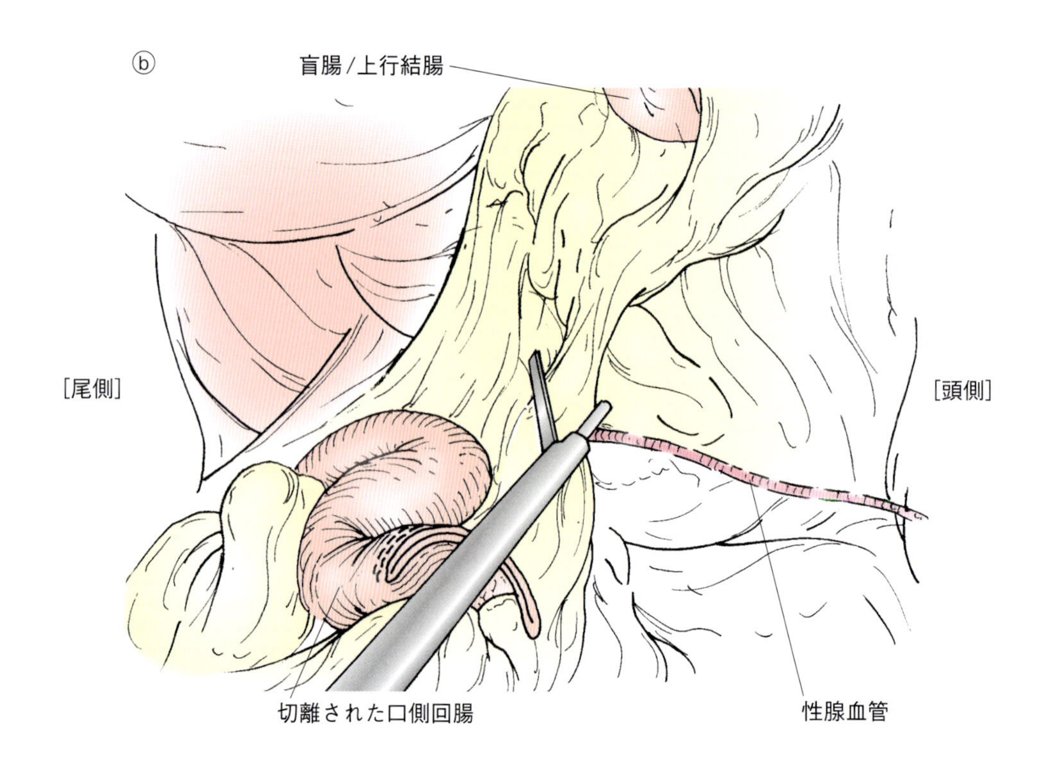

## 2. 手技の習得

◉ **手技の概要**

本手技の特徴としては，「良好な視野での上行結腸授動」と「最小限の小開腹創」を目的に回腸を腹腔内で切離する。

◉ **手技習得のポイント**

(1) 内側アプローチの剥離層を保ちながら，上行結腸背側を頭側から尾側に広く剥離する。

(2) 内側から回腸間膜を処理し，回腸末端を腹腔内で切離する（5）。本手技に慣れていない場合にはこの操作を無理に行わずに，外側から回盲部，上行結腸を授動しループ状で小開腹創から引き出してもよい。

(3) 回腸を腹腔内で切離することによって，捻れた状態で小開腹創から引き出し吻合してしまう原因にもなりかねないので，小開腹直前に気腹下で回腸側と腫瘍側腸管の断端を捻れのないようにラチェット付きの鉗子で把持する。

5

（動画時間 01：22）

## 3. アセスメント

**Q 内側アプローチで十二指腸の外側，尾側で鈍的に剥離しにくい場合があるがどうしてか？　どのように対処したらよいか？**

▶十二指腸下行～水平脚外側周囲は右結腸間膜後葉（Toldt fusion fascia）と膵頭十二指腸前筋膜が固着しているため鈍的な剥離のみでは容易に授動できない（図 12）。腫瘍の深達度にもよるが，筆者は結腸間膜を損傷させないように，腹側に吊り上がってくる膜を1枚切離し後腹膜下筋膜前面に入り直すようにしている。または，外側から上行結腸授動時に折り合いをつけて切離する。いずれにしても結腸間膜を損傷しないようにCMEに心掛ける。

**図12** CMEの注意点

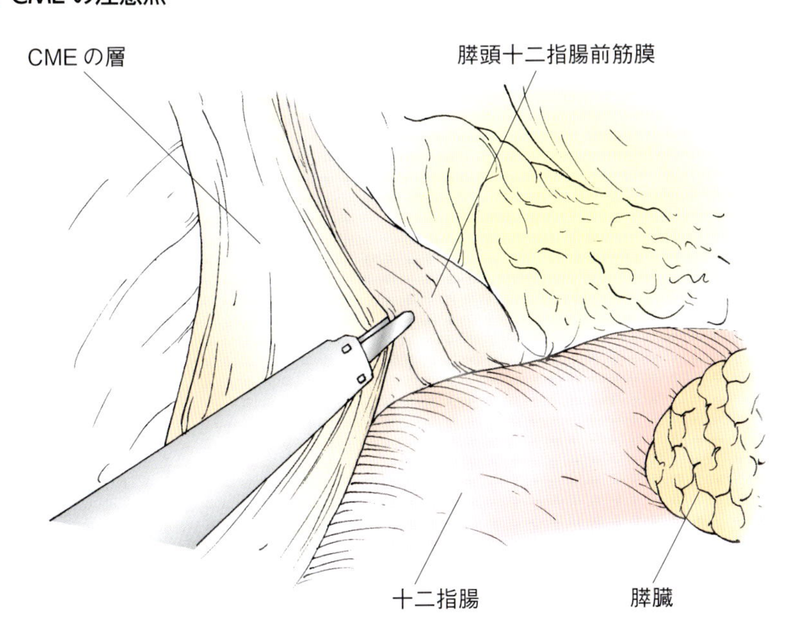

Step ❻

# Focus 6 肝彎曲の授動

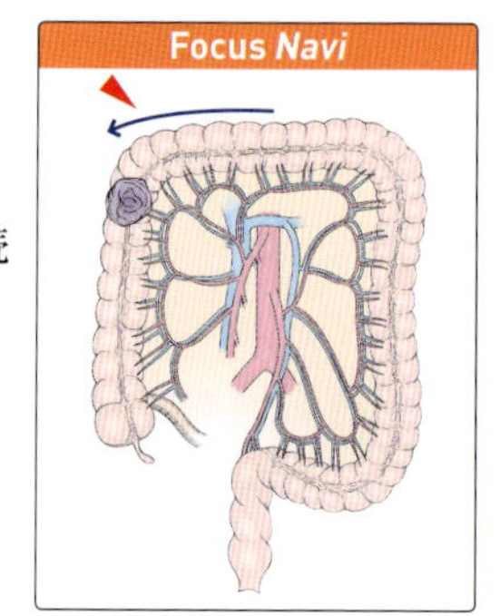


## 1. 手技のスタートとゴール

● 大網と横行結腸を尾側に展開し，横行結腸側から切離を開始し，上行結腸授動部に連続させる（図13）。

**図13 肝結腸曲の授動**

a：横行結腸の尾側への展開

- - ▶：切離方向

b：横行結腸側からの切離線を上行結腸授動部に連続

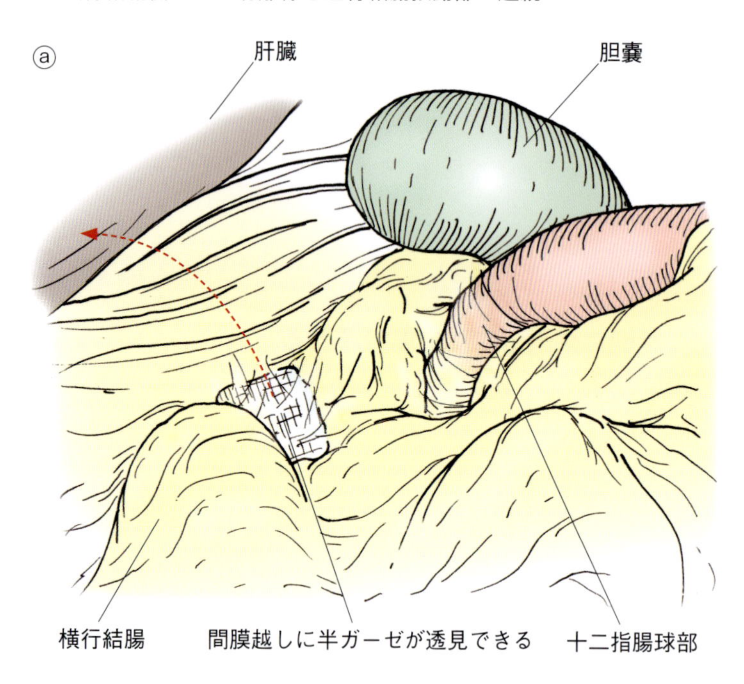


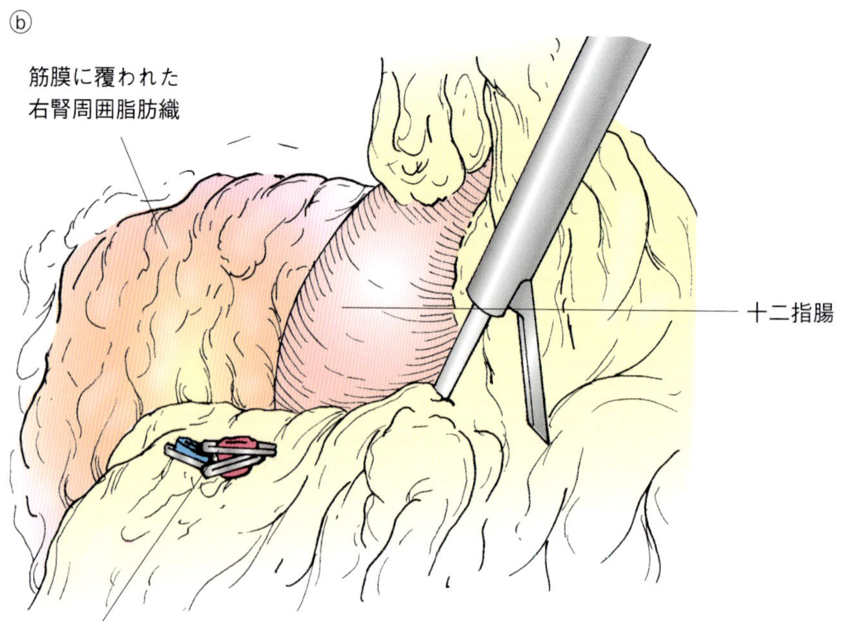

## 2. 手技の習得

◉ **手技の概要**

十分な肛門側腸管の切離長を確保し，根治性を担保する意味でも必須な手技である。

◉ **手技習得のポイント**

(1) 頭高位（5°）とし，大網と横行結腸を尾側に展開する。

(2) 内側アプローチ終了時に留置した半ガーゼが，肝臓と横行結腸間の間膜に隆起として確認できる。そのガーゼ上で間膜を切開し内側からの剥離層と交通させ，尾側からの上行結腸授動剥離部と連続させることで右結腸の授動が完了する。

## 3. アセスメント

### Q 横行結腸側からの授動開始位置はどこがよいのか？

▶内側から十分に授動が行われたうえで，内側から十二指腸の右側に半ガーゼが留置されていれば，大網と横行結腸の尾側への展開で十二指腸の右側に半ガーゼの隆起が確認できる。切離開始は半ガーゼ上とし，内側からの剥離層と交通させ上行結腸からの腹膜の剥離線に連続させる。その際も，LCS先端での十二指腸損傷には十分注意する。

Step ❼

## Knack 再建

● 小開腹は臍のカメラ用トロッカーを腫瘍の大きさに合わせて延長し（3～5cm），創縁保護具を装着する。まずは腫瘍側腸管を引き出し切除する。口側回腸は，捻れがないように腹腔鏡下に把持していた鉗子をガイドに腹腔外へ引き出し，機能的端端吻合を行う。

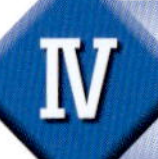

# Ⅳ トラブル・シューティング！

●腹腔鏡下結腸右半切除術における術中偶発症としては，静脈損傷が挙げられる。特に，GCT 周囲の損傷の予防法とトラブル・シューティングについて解説する。

## 1．術中血管損傷

### Q 損傷しやすい部位はどこか？

▶① MCV

▶② ARCV

### Q 損傷の原因は？

▶① MCV：MCA 剥離時に，ブラインド（背側／頭側）になっているMCV に気付かずに損傷することが多い。また，surgical trunk 郭清時はLCS 先端がMCV に接線方向となり，損傷を受けやすい視野になる。

▶② ARCV：腹腔内での直接損傷の原因は，LCS 先端での損傷である。アクティブブレード先端は血管に直接触れないように，そしてブラインド操作しないように注意する。また，ARCV を腹腔内で処理せずに小開腹創から結腸を無理に引き出すことで，引き抜き損傷する可能性がある。

### Q 損傷の予防法は？

▶① MCV：MCV の左右からアプローチし，血管根部両側に十分スペースを確保した状態で血管処理を行う。また，LCS 先端がブラインドにならないように，カメラの角度を変えながら視野確保に努める。

▶② ARCV：非常に細く損傷を受けやすい静脈であるため，LCS やクリップ時の手ブレに注意する。損傷すると一気に視野は赤くなり出血点が不明になるため，圧迫するためのガーゼや吸引，止血用のデバイスは常に準備しておくことが重要である。また，圧迫での一次止血が困難な場合には，躊躇せず開腹移行するべきである。回盲部切除術でも内臓脂肪が厚い症例や結腸右半切除術症例では，腹腔内でのARCV 切離は必須である。その場合は，ARCV を頭側アプローチから処理することが多いが，結腸側では放射状に分かれているため可能であれば中枢側（GCT 側）で切離したほうが安全である。ARCV が不完全に切離されていた状態で小開腹創から腫瘍腸管を牽引し損傷に気付かない場合もあるため，腹腔内の情報には常に注意を払うべきである。小開腹後の出血に対しては，創を頭側に延長し直視下の止血操作を推奨する。いずれの場合においても，ARCV の引き抜き損傷をしないように，横行結腸の尾側への牽引には十分に注意する。

### Q 出血時の対応は？

▶① MCV：血管根部両側に十分スペースを確保した状態であれば，損傷部位を術者左鉗子で直接把持，あるいはガーゼで圧迫することができる。そのためにも，血管周囲の操作時における術野展開は助手の鉗子のみとし，術者の左鉗子は微調整程度とし，常に出血に対応できるようにするべきである。

▶② ARCV：細く弱い血管のため，把持することでかえって損傷部位を広げてしまう可能性があるため，まずはガーゼで圧迫する。血管が確認できた場合にはクリップ，またはLCSで凝固切離でもよい。GCT分岐部からの引き抜き損傷の場合は，ガーゼ圧迫後，吸引式の凝固システム（筆者はソフト凝固モードでサクションボール・コアグレーターを使用している）が有効である。

①②ともに，ガーゼ圧迫でコントロールできないような大きな血管損傷の際には躊躇せず開腹手術に移行し，然るべき血管外科医が血管縫合をするべきである。

### ◇ 参考文献

1) 大塚幸喜，佐々木章：上行結腸癌に対するD3郭清－肝彎曲近傍の上行結腸癌，c bulky N1を想定－. 腹腔鏡下大腸癌手術の要点と盲点，杉原健一，坂井義治編，文光堂，2016，pp.2-9.
2) 大塚幸喜，木村聡元，箱崎将規，ほか：進行横行結腸癌に対する腹腔鏡手術手技. 外科 2016；78：237-43.
3) 大塚幸喜，木村聡元，松尾鉄平，ほか：【合併症ゼロを目指した最新の低侵襲内視鏡外科手術】VI.大腸・肛門 1. 腹腔鏡下結腸右半切除術―術中偶発症ゼロを目指して. 手術 2018；72：569-78.
4) 大塚幸喜，木村聡元，箱崎将規，ほか：腹腔鏡下直腸癌手術－超音波凝固切開装置の活用法. 臨床外科 2017；72：569-77.

**Column**

#### 「右側結腸癌手術は難易度が低い？」

一般的には，ほぼ定型化している腹腔鏡下S状結腸癌手術と同レベルの難易度とされている腹腔鏡下右側結腸癌手術は，学会や研究会レベルの報告からはいまだ定型化されているとはいえないのが現状である。その理由として，ひとたび損傷すると重篤な合併症に発展してしまう可能性の高い静脈系（SMV，MCV，ARCV，GCT），さらに十二指腸，膵臓などの重要臓器が存在することが一因となっていると思われる。よって，指導的助手の立場からも大きなストレスとなる手術である。2015年のNational Clinical Database Annual Reportでも，結腸右半切除術の術後30日死亡率は1.3%であり，低位前方切除術（0.3%），食道切除再建術（0.8%），肝切除術（1.2%），膵頭十二指腸切除術（1.1%）よりも高率であるという驚愕の事実が報告された。さらに，進行結腸癌に対する腹腔鏡手術はJCOG 0404試験のサブ解析の結果によると，術後合併症（Grade2～4）の施設間差が大きいことから，右側結腸癌に対する手技の定型化や均てん化は急務の課題といえる。

# 腹腔鏡下左側横行結腸・下行結腸切除術

山口茂樹　埼玉医科大学国際医療センター消化器外科

**手術手技マスターのポイント**

1. 脾彎曲部結腸の解剖，特に大網付着部や網嚢との関係，左側横行結腸間膜の剥離層や膵体尾部付着部について十分理解を深める。
2. 支配動脈である中結腸動脈左枝，副中結腸動脈，左結腸動脈の関係とバリエーションを理解して郭清範囲を決定する。
3. 脾彎曲部の結腸静脈の流出血管は上および下腸間膜静脈となるので，その走行を十分把握する。

## I 手術を始める前に

### 1. 手術の適応（臨床判断）

**(1) 適応となる場合**

- 全身麻酔が可能であれば多くの左側横行結腸癌，下行結腸癌は腹腔鏡手術の適応となるが，膵臓，脾臓などの実質臓器と近接しており支配血管のバリエーションもあるため，進行度と術者の技量を考慮したうえで決定する。

**(2) 適応としない場合**

- 巨大腫瘍，特に周囲臓器や腹壁への広範な浸潤を伴う場合，穿孔による腹膜炎，穿通による膿瘍形成，中枢血管損傷のリスクがある高度リンパ節転移症例では，触診が可能で出血などへの対応が容易な開腹手術を選択すべきである。

### 2. 手術時の体位と機器（図1）

- 右下斜位の大腿水平砕石位または開脚位として小腸を右側に移動させる。
- 下行結腸の操作では頭低位とし，横行結腸や大網の垂れ込みを防ぐ。
- 横行結腸の操作では必要に応じて頭高位とし，小腸や下行結腸の垂れ込みを排除する。
- ケーブルやチューブはできるだけ頭側に配置して，術者や助手の移動を妨げないようにする。

### 3. 腹壁創（図2）

- 臍部にカメラ用トロッカー，右上下腹部に術者用2本，左上下腹部に助手用2本のトロッカーを留置する。通常自動縫合器は体内で使用しないので，術者，助手は5mmトロッカーでかまわないが，出血時にもカメラを抜かずにガーゼの出し入れができるように，術者の1本は12mmトロッカーを選択するのが安全である。小切開は臍部に置くが，横行結腸の排出が困難であれば必要に応じて頭側にしてもよい。

**図1** **体位と配置**

頭低位，右下斜位の安定した体位を維持できるように，レビテーター，体幹用固定具，ヘッドギアなどを用いる。必ずベッドの傾斜テストを行って安定性を確認する。

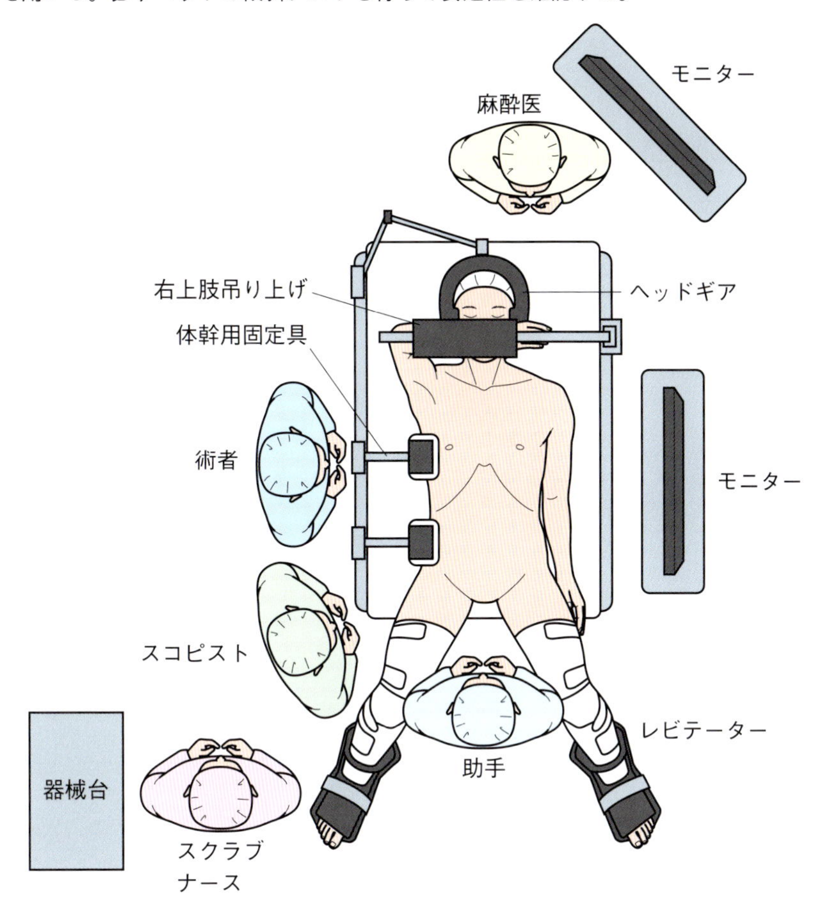


**図2** **トロッカー配置**

臍部にカメラ用トロッカー，右上下腹部に術者用２本，左上下腹部に助手用２本のトロッカーを留置する。臍部縦切開で小開腹操作を行う。体型が大きな場合は術者用トロッカーをやや内側に留置する。

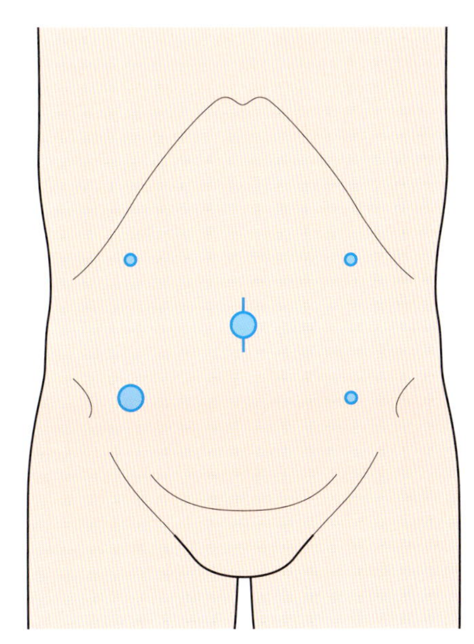

## 4. 周術期のポイント

### (1) 術前

- 大腸手術の術前処置のうち，緩下剤による機械的洗浄については賛否両論あるが，術直前からの抗菌薬全身投与はCDC（米国疾病予防管理センター）により推奨されている。大腸癌による狭窄がある場合は下剤投与による腸閉塞や穿孔の危険があり避けるべきである。筆者の施設では通常の症例にはピコスルファートナトリウム水和物（ラキソベロン®）10mLとジメチコン（ガスコン®）のみを用いている。

### (2) 術後

- 術後早期の食事摂取やカテーテル類の抜去，リハビリテーションにより術後在院日数の短縮化が期待される。術後は流動食の必要はなく，当院では術後2～3日目に全粥1/2量から開始している。ドレーンは原則不要である。また鎮痛薬はアセトアミノフェンを定時投与し麻薬フリーで管理している。

# Ⅱ 手術を始めよう—手術手技のインデックス！

## 1. 手術手順の注意点

- 脾彎曲近傍の癌では，リンパ節郭清範囲を中結腸動脈系と左結腸動脈系の双方とすべきことも多いが，占居部位によってはその一方となる。術前画像診断および術中診断で郭清範囲を的確に把握することが重要である。
- 脾彎曲部の結腸授動は必須の操作である。大網切除が必要な場合はその範囲を設定して過不足のない切除を心掛ける。また大網が広範囲に結腸と癒着しているときは，効率よい大網の切離ラインを設定して手術時間の短縮を図る。

## 2. 実際の手術手順

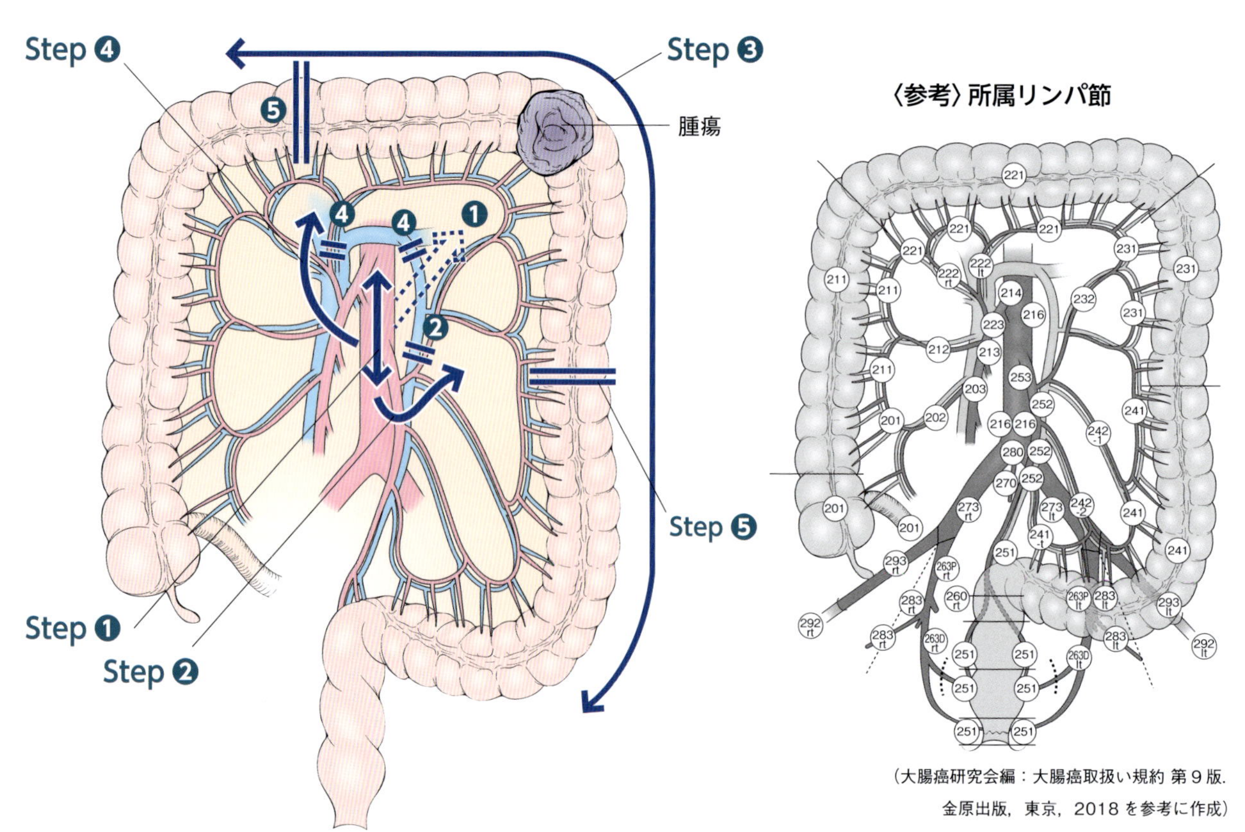


（大腸癌研究会編：大腸癌取扱い規約 第9版．金原出版，東京，2018を参考に作成）

[ Focus は本項にて習得したい手技（後述）]

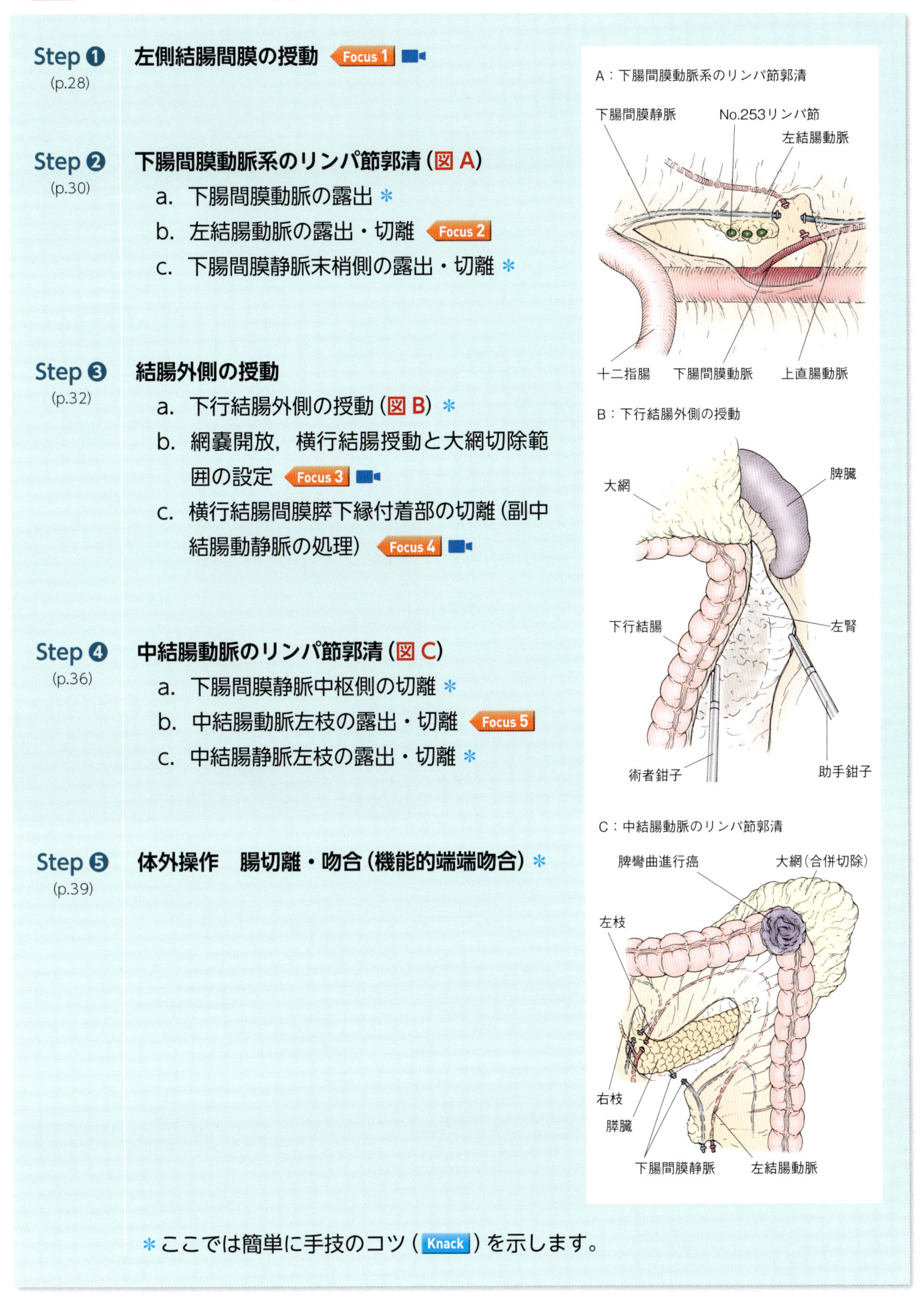

**Step ❶** (p.28)
**左側結腸間膜の授動** Focus 1

**Step ❷** (p.30)
**下腸間膜動脈系のリンパ節郭清（図 A）**
a. 下腸間膜動脈の露出 *
b. 左結腸動脈の露出・切離 Focus 2
c. 下腸間膜静脈末梢側の露出・切離 *

**Step ❸** (p.32)
**結腸外側の授動**
a. 下行結腸外側の授動（図 B） *
b. 網嚢開放，横行結腸授動と大網切除範囲の設定 Focus 3
c. 横行結腸間膜膵下縁付着部の切離（副中結腸動静脈の処理） Focus 4

**Step ❹** (p.36)
**中結腸動脈のリンパ節郭清（図 C）**
a. 下腸間膜静脈中枢側の切離 *
b. 中結腸動脈左枝の露出・切離 Focus 5
c. 中結腸静脈左枝の露出・切離 *

**Step ❺** (p.39)
**体外操作　腸切離・吻合（機能的端端吻合）** *



* ここでは簡単に手技のコツ（ Knack ）を示します。

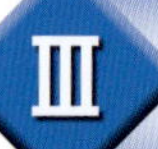

# 手技をマスターしよう！

Step ❶

## Focus 1 左側結腸間膜の授動

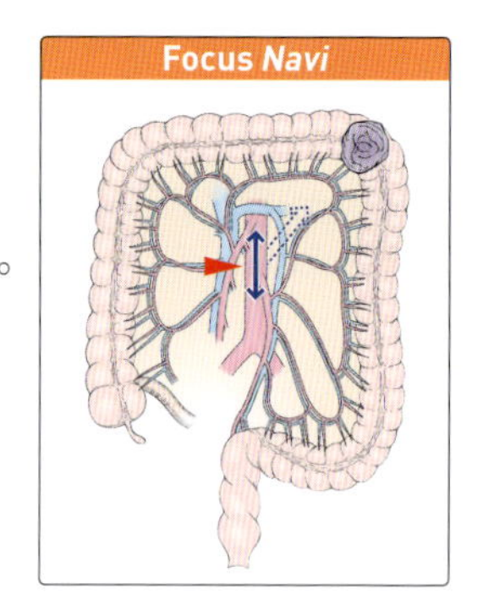


### 1. 手技のスタートとゴール（図3）

●内側アプローチで外側は下行結腸まで，頭側は膵近傍まで，結腸間膜を十分授動しておく。

**図3 左側結腸間膜の授動**

a：下腸間膜静脈内側（右側）の腹膜切開

b：左腎前の後腹膜下筋膜を広範に剥離授動

ⓐ

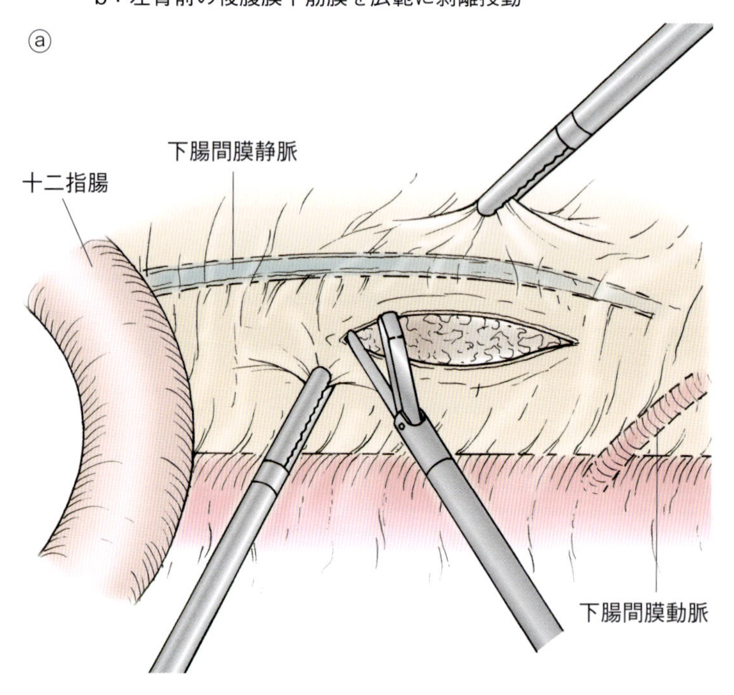


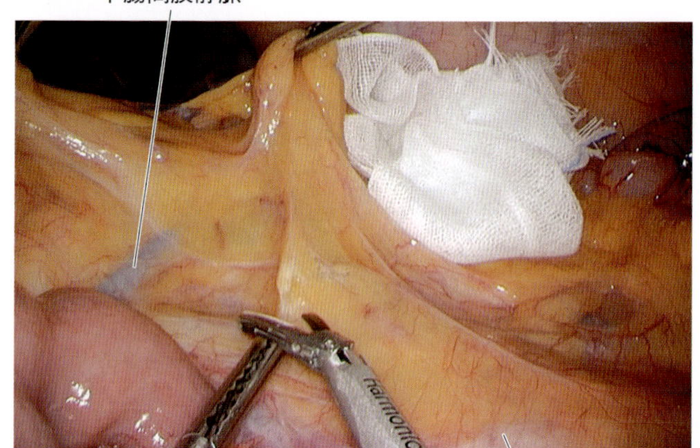


ⓑ

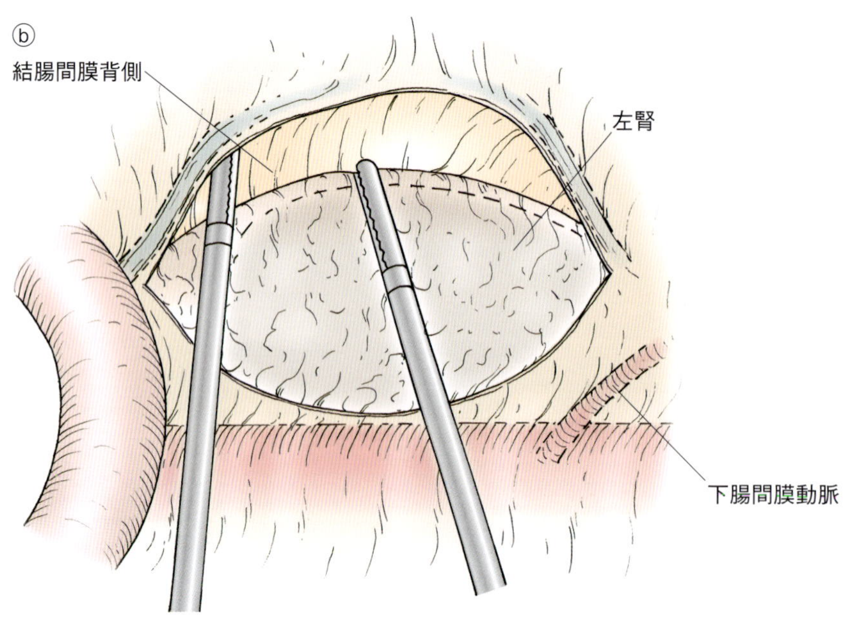

## 2. 手技の習得

◉ **手技の概要**

結腸間膜と後腹膜の生理的癒着を剥離授動する（1）。

◉ **手技習得のポイント**

(1) 下腸間膜動脈の頭側で下腸間膜静脈の内側（右側）の腹膜切開を行う。

(2) 後腹膜側の後腹膜下筋膜および結腸間膜背側（Toldt の癒着筋膜）の剥離層を確認しながら十分に剥離授動を行う。

1

（動画時間 03：01）

## 3. アセスメント

### Q 術野形成はどのように行うのか？

▶脚間の助手が左結腸間膜挙上と横行結腸の頭側への排除を行う。

### Q 剥離開始はどこから行うのか？　上手い入り方は？

▶下腸間膜静脈右側腹膜を切開して結腸間膜背側の剥離層に至る。

▶結腸間膜背側組織は薄いことが多いので，下腸間膜静脈の近傍で剥離層を探る。

### Q 剥離はどこまで行うのか？　ランドマークは？

▶外側は下行結腸まで，頭側は膵近傍まで行う。

▶後腹膜下筋膜の白色の境界線が剥離のランドマークとなる。

### Q 剥離のコツは？

▶白色の境界線が視認できたら，間膜にしっかり緊張をかけて，この筋膜を背側に落として剥離を進める。

▶後腹膜と結腸間膜を交通する小血管が存在するので，こまめに凝固・切離してドライな視野を保つ。

▶特に尾側・外側寄りの授動では，患者右上トロッカーからの術者左手による鈍的剥離が有効である。

### Q 剥離のピットフォールは？

▶この剥離層では下腸間膜静脈が腹側に授動され膵臓の背側に至るので，膵臓や脾静脈を損傷しないよう注意する（図 4）。

▶下腸間膜動脈背側からＳ状結腸間膜を授動してもよいが，この動脈自体は温存されるので結腸の可動性向上にはあまり効果がない。

**図 4　結腸間膜の剥離層**

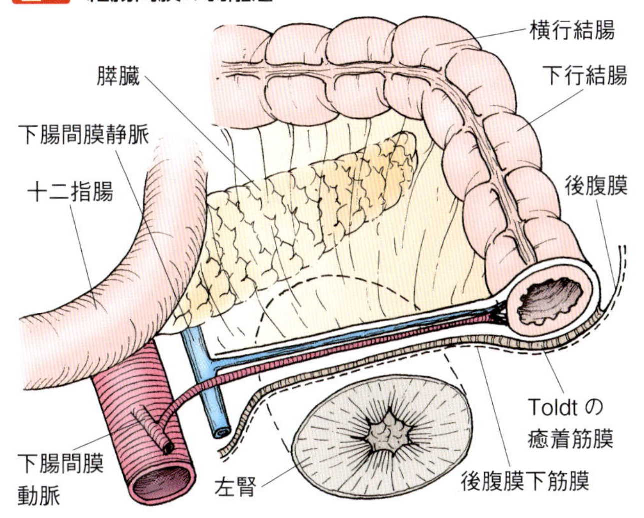

Step ❷ 下腸間膜動脈系のリンパ節郭清

## Knack a. 下腸間膜動脈の露出

- 下腸間膜動脈を温存して周囲組織を郭清する。左結腸動脈の分岐が確認されるまで血管鞘に沿って剥離する。S状結腸動脈と共通幹のときはかなり尾側まで剥離することがある。

## Focus 2 b. 左結腸動脈の露出・切離

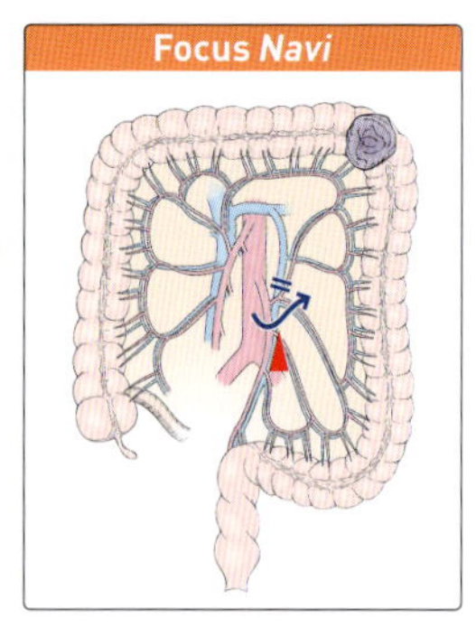


### 1. 手技のスタートとゴール（図5）

- 下腸間膜動脈周囲のリンパ節郭清を完了し，左結腸動脈および下腸間膜静脈末梢側の切離を行う。

**図5 左結腸動脈の露出・切離**

a：下腸間膜動脈根部の露出（D3郭清）
b：左結腸動脈切離（独立分岐）
c：左結腸動脈切離（S状結腸動脈と共通幹）

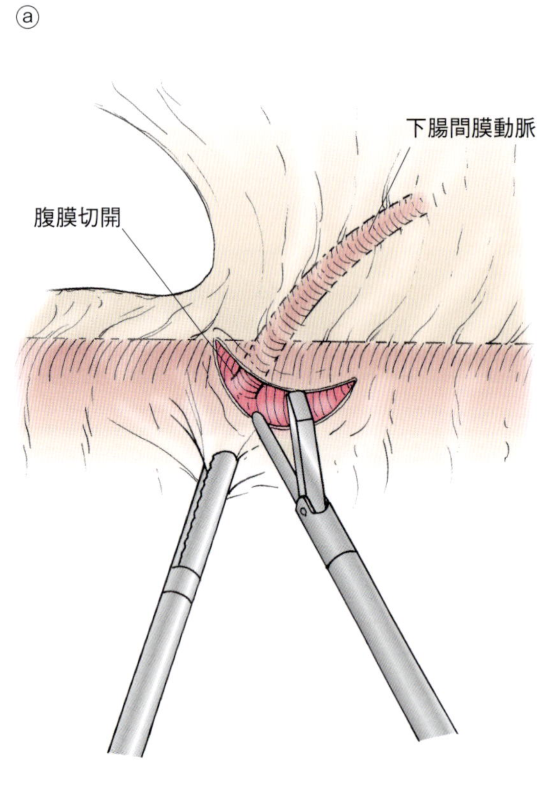


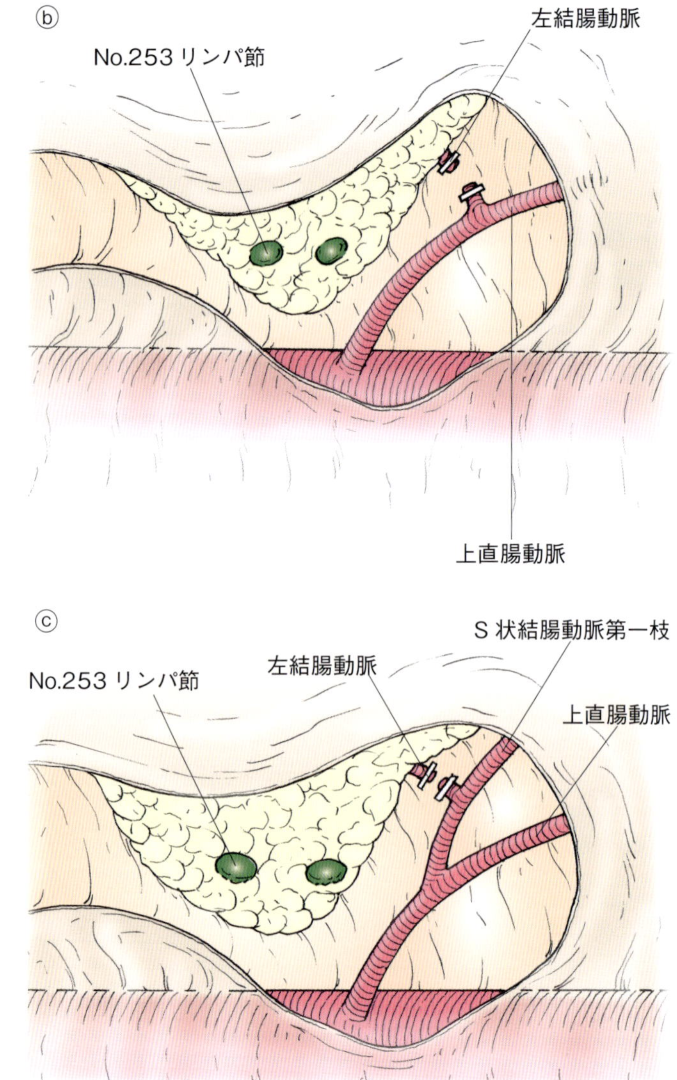

## 2. 手技の習得

**◉ 手技の概要**

下腸間膜動脈領域のリンパ節郭清と動静脈の切離を行う。

**◉ 手技習得のポイント**

(1) D3 郭清では下腸間膜動脈根部から郭清を開始し，これを末梢側に追跡していき，左結腸動脈の分岐部を露出する。
(2) 左結腸動脈分岐部を切離し，次いで伴走する下腸間膜静脈も切離する。
(3) 下行結腸癌ではS状結腸動脈第一枝も切離する。

## 3. アセスメント

### Q 術野形成はどのように行うのか？

▶助手は下腸間膜動脈の挙上を行う。必要に応じて結腸間膜を挙上して緊張を保つ。
▶下腸間膜動脈および上直腸動脈は温存されるので，腹膜を挙上するなど愛護的に扱う。

### Q 剥離開始はどこから行うのか？　上手い入り方は？

▶D3 郭清では下腸間膜動脈根部から，D2 郭清でも根部のやや末梢側から開始して左結腸動脈分岐部を確認する。
▶下腸間膜動脈根部は十二指腸水平脚の尾側にあるが，右総腸骨動脈から大動脈分岐部を推定し，その頭側にあることでも推定できる。
▶動脈は比較的強い組織なので，周囲組織を1枚ずつ剥いていく要領で血管を露出する。

### Q 剥離はどこまで行うのか？　ランドマークは？

▶下腸間膜動脈からの第一分枝が出たら，それ以上末梢側（上直腸動脈）の剥離は必要ない。
▶横行結腸から脾彎曲の癌ではS状結腸動脈第一枝を温存するが，下行結腸癌ではこれも切除する。

### Q 剥離・切離のコツは？

▶下腸間膜動脈は比較的厚い神経鞘に覆われることが多いが，これは温存して周囲の脂肪織を切除する。
▶第一分枝を確認したらそれが頭側に向かえば左結腸動脈であり，径が細ければ切離する。
▶第一分枝の径が太ければS状結腸動脈第一枝との共通幹の可能性があり，剥離を進め走行を追って左結腸動脈のみ切離する。

### Q 剥離・切離のピットフォールは？

▶左結腸動脈とS状結腸動脈第一枝の分岐はバリエーションが多いので，術前CTで確かめておくのがよい。
▶この2本が同時に分岐し切除する場合は，下腸間膜動脈からの分岐部に1個，2本の分枝に1個ずつクリップした後に2本の動脈を各々切離するとよい。
▶下腸間膜静脈の大部分は動脈系の背側を走行するが，まれに腹側を走行することもある。

## Knack c. 下腸間膜静脈末梢側の露出・切離

● 左結腸動脈を切離後，その背側に下腸間膜静脈を探り露出する。同じ高さで静脈を切離する。まれにこの静脈が腹側を走行することがあるので注意する。

Step ❸ 結腸外側の授動

## Knack a. 下行結腸外側の授動

● SD junction の外側で腹膜を切開し，下行結腸外側の腹膜を切開する。内側から十分授動しておくことにより容易に下行結腸背側に至る。術者は下行結腸近傍の腹膜，助手は腹壁の腹膜をともに尾側に牽引して脾彎曲まで切開を進める。

## Focus 3 b. 網嚢開放，横行結腸授動と大網切除範囲の設定

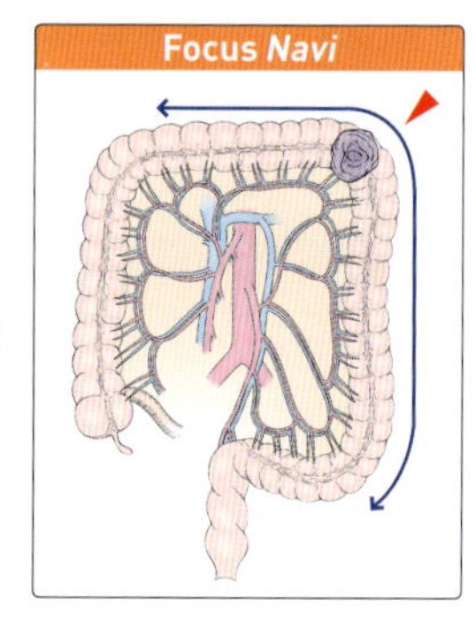


### 1. 手技のスタートとゴール（図6）

● 左側横行結腸と下行結腸が連続して遊離し，大網が頭側に反転して排除された状態となる。

図6 網嚢開放，横行結腸授動

a：網嚢開放

b：横行結腸と下行結腸の遊離

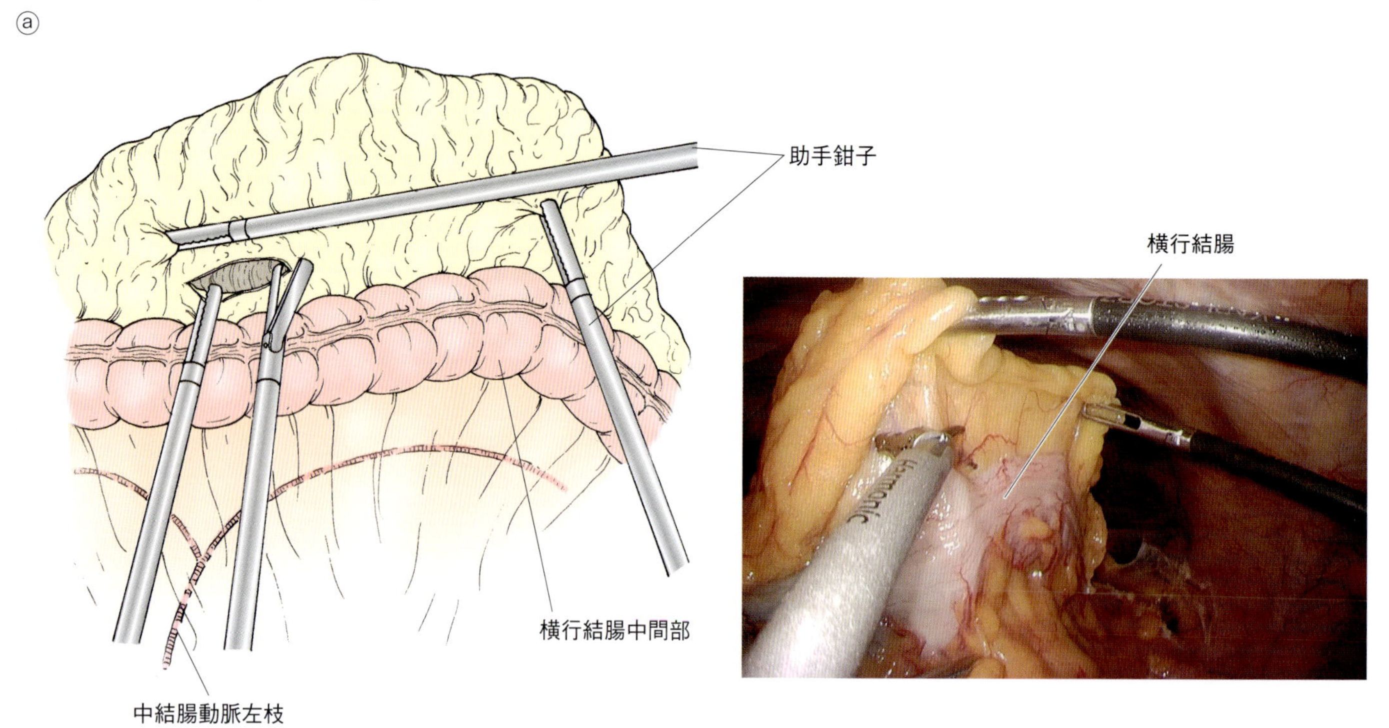

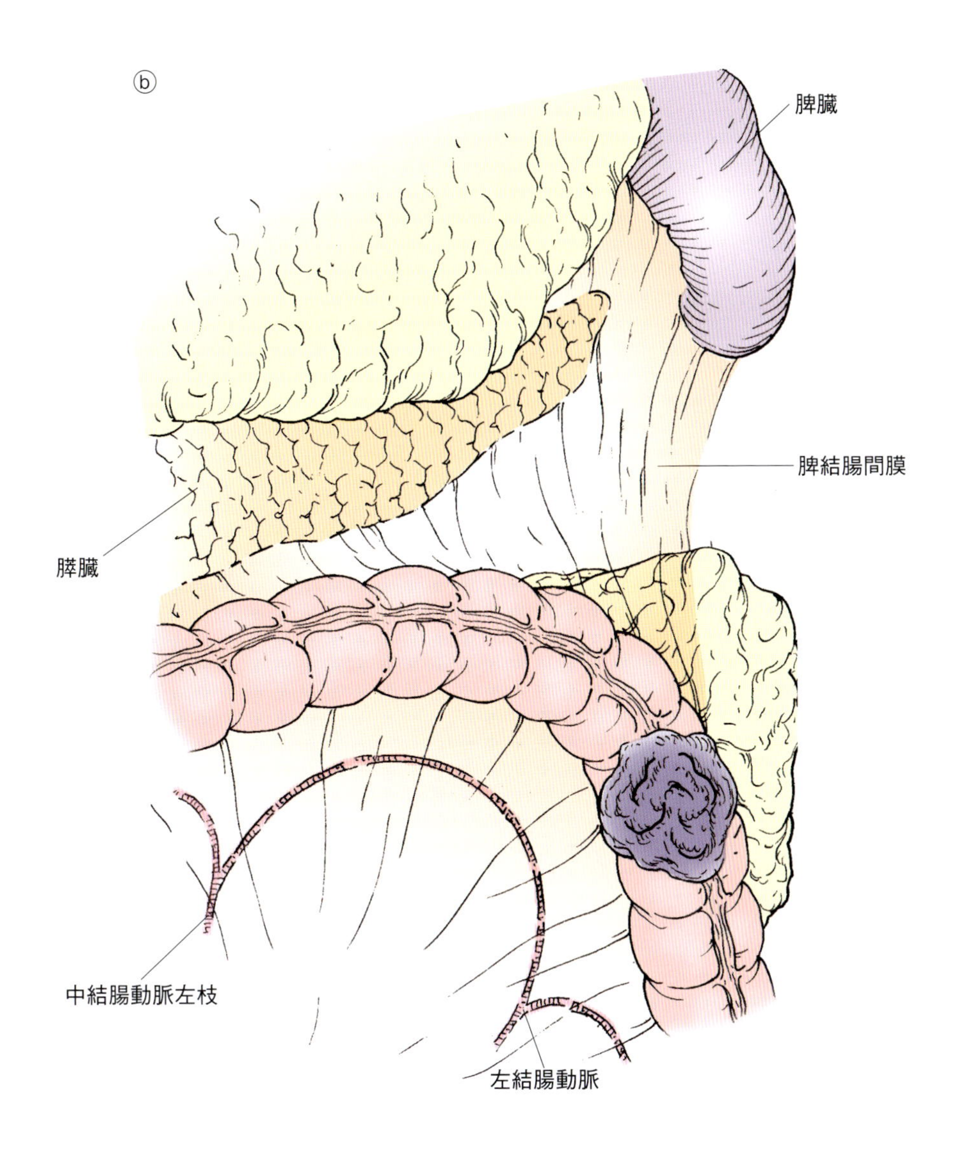


## 2. 手技の習得

◉ **手技の概要**

横行結腸と大網を切離して網嚢を開放し，下行結腸に連続させる（2）。

◉ **手技習得のポイント**

(1) 大網と横行結腸の付着部を切開して網嚢を開放し，外側から授動した下行結腸に連続させる。

(2) 横行結腸または脾彎曲部の進行癌では，その近傍の大網を合併切除して癌から離れた切離面を確保する。

2

（動画時間 02：40）

## 3. アセスメント

### Q 術野形成はどのように行うのか？

▶助手は2本の鉗子で大網を腹側に展開するが，その際に鉗子をクロスさせると容易である。

▶術者は横行結腸近傍の腹膜を把持して大網を切開していく。

### Q 切離開始はどこから行うのか？　上手い入り方は？

▶癌から離れた横行結腸中間部で切開を開始する。

▶大網の薄い部分を透見し，そこを切開の開始点とする。

### Q 切離はどこまで行うのか？　ランドマークは？

▶癌から離れている部分，癌が早期の場合は結腸に沿って大網を外していく。

▶癌が壁外に及ぶ場合は，周囲の大網を合併切除するように切離線を設定する。

▶下行結腸外側からの授動と連続するまで切離を進める。

### Q 切離のコツは？

▶大網の切離が進むとともに助手の把持位置を移動して，常に切離部分が挙上されるように展開する。

▶助手の展開方向が頭側になると術者のデバイスから組織が離れて操作が困難となるので常に腹側，やや尾側寄りに牽引する。

▶特に脾彎曲部近傍では結腸に沿って剥離を行うと授動しやすい。

▶大網が広範囲に脾彎曲部の結腸に癒着している場合は，大網自体を切開して一部結腸に付着させて授動し，時間短縮を図る。

### Q 切離のピットフォールは？

▶大網はしばしば脾臓に癒着しているので，強い牽引により脾臓被膜を損傷する可能性がある。常に愛護的に，過度の牽引をしないよう注意する。

▶大網の癒着が強固な場合は，やや大網寄りで切離を行い，結腸の熱損傷を避ける。

▶特に左側では，網嚢内に入ってからさらに大網組織が存在して，さらに切開する必要がある症例をしばしば経験するので，膵下縁に連なる結腸間膜を露出することを意識する。

# Focus 4 c. 横行結腸間膜膵下縁付着部の切離（副中結腸動脈の処理）

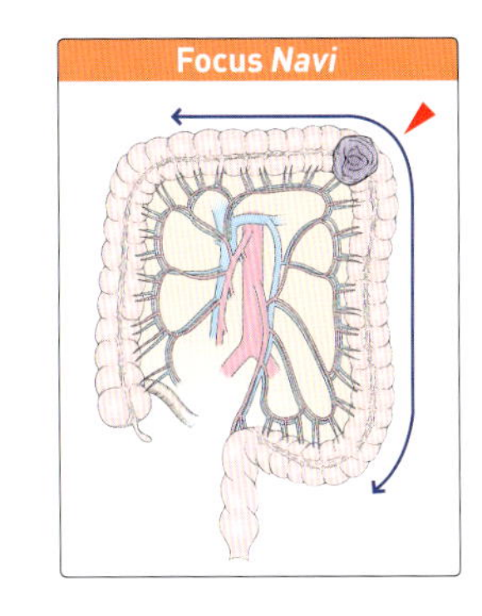


## 1. 手技のスタートとゴール（図7）

● 横行結腸中間部から下行結腸まで結腸と結腸間膜が遊離した状態となる。

**図7** 横行結腸間膜膵下縁付着部の切離，副中結腸動静脈の切離

a：膵下縁からの横行結腸間膜切離

b：左側横行結腸の完全授動

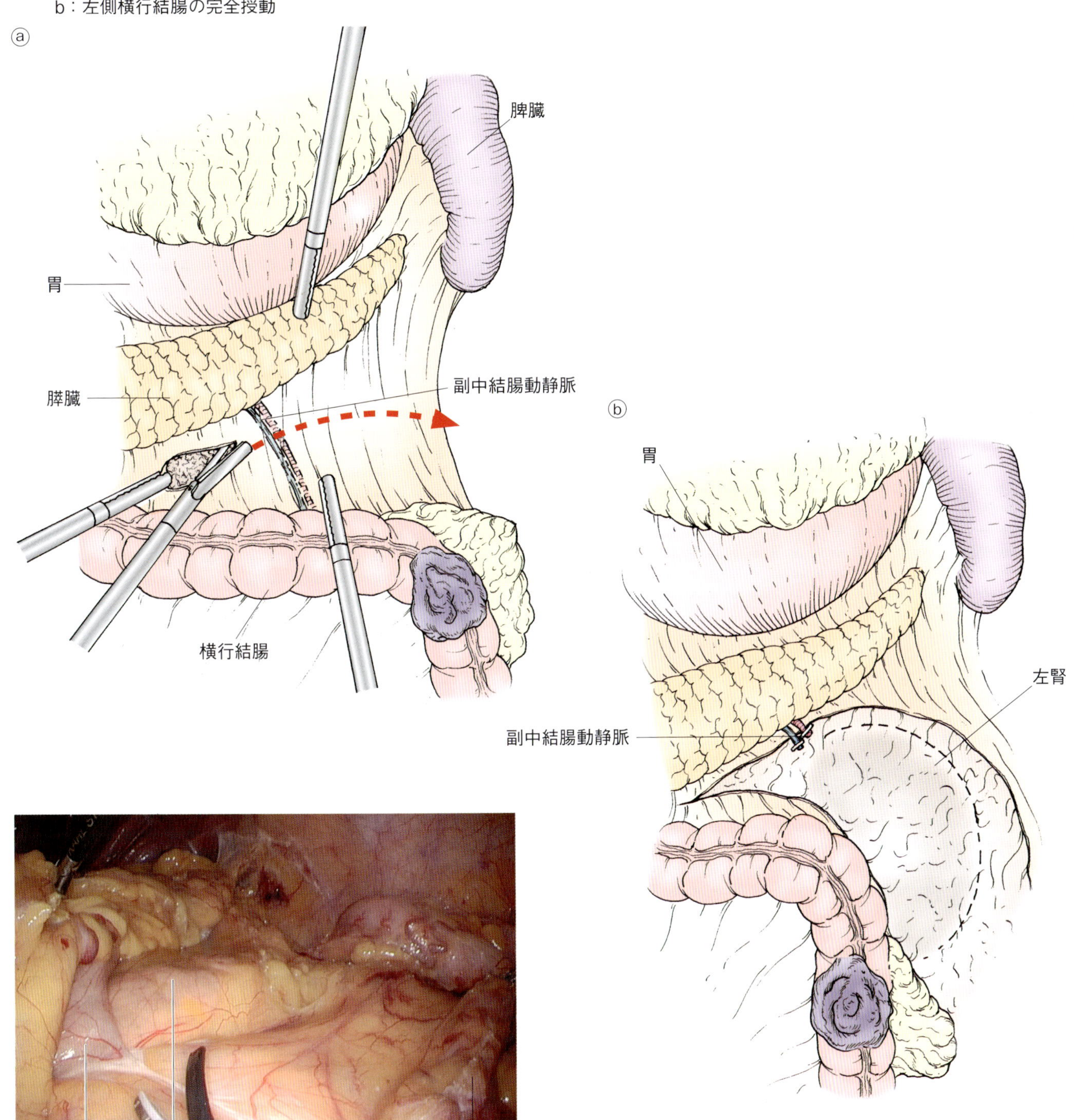

## 2. 手技の習得

◉ **手技の概要**

展開された網嚢を観察し，膵下縁のやや尾側で横行結腸間膜を切離し脾彎曲部の授動を完了する（3）。

◉ **手技習得のポイント**

(1) 網嚢背側の膵臓，横行結腸間膜を確認して間膜を切離する。

(2) はじめに横行結腸間膜の内側からの授動を十分行っておくことにより，膜1枚の切離で操作を完了する。

3

(動画時間 02：56)

## 3. アセスメント

### Q 術野形成はどのように行うのか？

▶助手鉗子で左側横行結腸を背側・尾側に圧排し，横行結腸間膜に緊張をかける。さらに胃大網を頭側に排除する。

### Q 切離開始はどこから行うのか？ 上手い入り方は？

▶膵下縁と横行結腸間膜背側授動が確認できた部位を切開する。

▶電気メスでは外側からの切離も可能だが，超音波凝固切開装置では内側から外側への切離となる。

### Q 切離はどこまで行うのか？ ランドマークは？

▶左側横行結腸と脾彎曲が横行結腸間膜とともに完全に授動されるまで行う。

▶膵下縁より尾側は内側から授動した腹膜下筋膜の剥離面が露出する。

### Q 切離のコツは？

▶内側からの授動時に横行結腸間膜背側にガーゼを入れておくと間膜切開が容易となる。

### Q 切離のピットフォールは？

▶副中結腸動静脈は横行結腸間膜左側から膵下縁に向かい膵背側を走行することがある。その場合は膵下縁で血管を切離する。

▶左側横行結腸の静脈が下腸間膜静脈に流入することがあるので，損傷しないよう注意する。

Step ❹ 中結腸動脈のリンパ節郭清

## Knack a. 下腸間膜静脈中枢側の切離

● 切離した下腸間膜静脈末梢側を尾側に牽引して，その中枢側を切離する。左側横行結腸の静脈の流入があればそれを含めて切除する。わかりにくい場合は中結腸動静脈左枝を切離後に行う。

## Focus 5 b. 中結腸動脈左枝の露出・切離

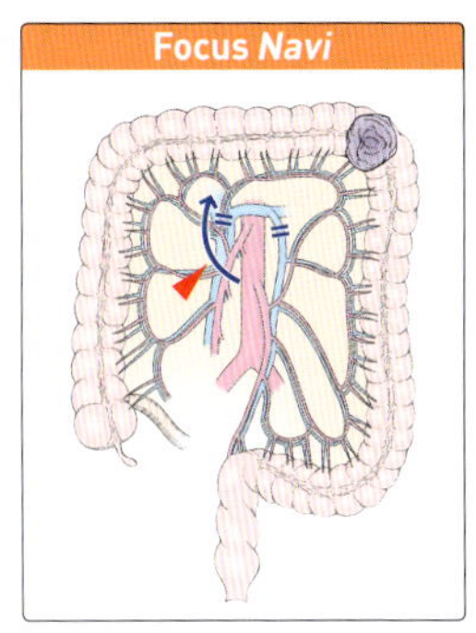


### 1. 手技のスタートとゴール（図8）

● 中結腸血管系のリンパ節郭清を完了し，横行結腸が体外に取り出せるよう血管処理を行っておく。

**図8 中結腸動脈左枝の露出・切離**
a：中結腸動脈領域の切除範囲設定
b：中結腸動脈左枝の切離

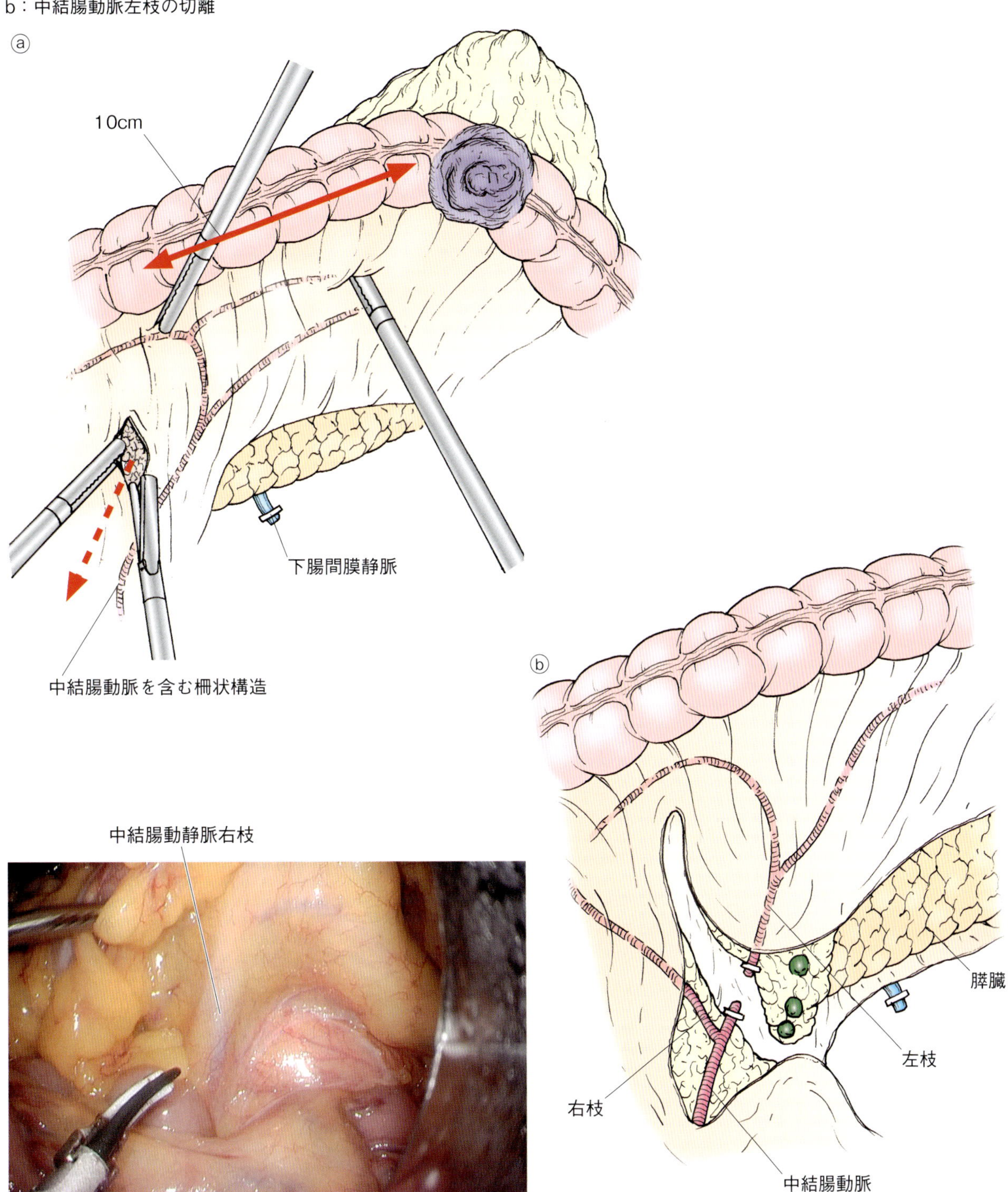

## 2. 手技の習得

◉ **手技の概要**

左側横行結腸から脾彎曲部までの癌では中結腸動脈左枝までのリンパ節郭清 D2 を確実に行い，リンパ節転移の疑われる症例はさらに中結腸動脈根部までの D3 郭清を行う。

◉ **手技習得のポイント**

(1) 中結腸動静脈の分岐はバリエーションが多いので，症例ごとに郭清範囲の把握が必要である。

(2) 左側横行結腸は辺縁動静脈が長いことが多く，cN0 ならば中結腸動脈左枝分岐までの D2，cN1 以上なら中結腸動脈根部までの D3 郭清を行うが，中結腸動脈右枝は温存することが多い。

## 3. アセスメント

### Q 術野形成はどのように行うのか？

▶助手は横行結腸間膜を挙上，展開する。

▶できるだけ術者鉗子がフリーとなって血管処理を行うことができるよう，助手は血管や間膜の把持位置を移動していく。

### Q 剥離開始はどこから行うのか？　上手い入り方は？

▶膵下縁近傍の横行結腸間膜の切離を進め，中結腸動静脈の柵状構造付近で止める。

▶癌の口側 10cm で横行結腸間膜を切離して郭清ラインとする。

### Q 剥離はどこまで行うのか？　ランドマークは？

▶間膜切開を進めていくと中結腸動脈に当たるので，分岐部を確認して左枝を切離して D2 郭清を完了する。

▶動脈切離後，その背側を走行する静脈を切離する。

▶D3 郭清では中枢側の脂肪織を切除して上腸間膜動脈近傍まで郭清する。

### Q 剥離・切離のコツは？

▶横行結腸間膜の切離ではまず腹膜を切開，次いで疎な組織を切開して結腸間膜の無血管域を開放する。

▶血管を含む柵状構造は，順に結合織の鞘を外す要領で血管を露出する。

▶血管の露出ができたら血管壁に沿って周囲組織を剥離し，血管分岐を確認して目的の部位で切離する。

### Q 剥離・切離のピットフォールは？

▶ときに脾彎曲部から 10cm の安全域では辺縁血管沿いのみ，すなわち壁在リンパ節のみしか含まれない可能性がある。その場合は栄養血管と中間リンパ節が含まれるように，さらに腸管切除を延長する必要がある。

▶中結腸動脈は右枝と左枝が共通幹を形成せず独立分岐する場合がある。

▶ときに副左結腸動脈として，下行結腸まで上腸間膜動脈の分枝で栄養されることがある。

## Knack c. 中結腸静脈左枝の露出・切離

●多くは同動脈のすぐ腹側を走行する。動脈を切離したら注意深く剥離する。しばしば静脈左枝は独立して上腸間膜静脈から分岐するので認識しておく。

Step ❺

## Knack 体外操作　腸切離・吻合

●臍の切開を延長し結腸を体外に誘導する。横行結腸側が出にくいので頭側に切開を延長する。機能的端端吻合を多用しているが，腸管の排出が困難であれば手縫い吻合などの端端吻合を考慮する。

# Ⅳ トラブル・シューティング！

## 1．術中出血（図 9）

### Q 術中出血の好発部位はどこか？

▶最も注意を要するのは脾損傷である。

▶大網からの出血の頻度がやや高い。

▶副中結腸動静脈を損傷すると思わぬ出血量となる。

### Q 術中出血の原因は？

▶愛護的でない操作や不十分な解剖認識による。

▶多くの脾損傷出血は大網の牽引による脾の被膜損傷から始まる。

▶大網を切離する際の不十分な凝固により出血をきたす。

▶血管損傷は走行の認識不足や剥離操作に起因する。

### Q 術中出血の予防法は？

▶脾損傷を避けるために，大網を尾側方向に強く牽引しすぎないことが肝要である。多くの脾彎曲部の結腸授動では大網を温存できるので，大網は腹側に展開して脾臓との癒着部に緊張をかけないよう配慮する。

**図9 術中出血**

助手鉗子で大網を牽引，展開する必要があるが，常に脾臓との位置関係を確認して牽引方向を調整し脾損傷を避ける。

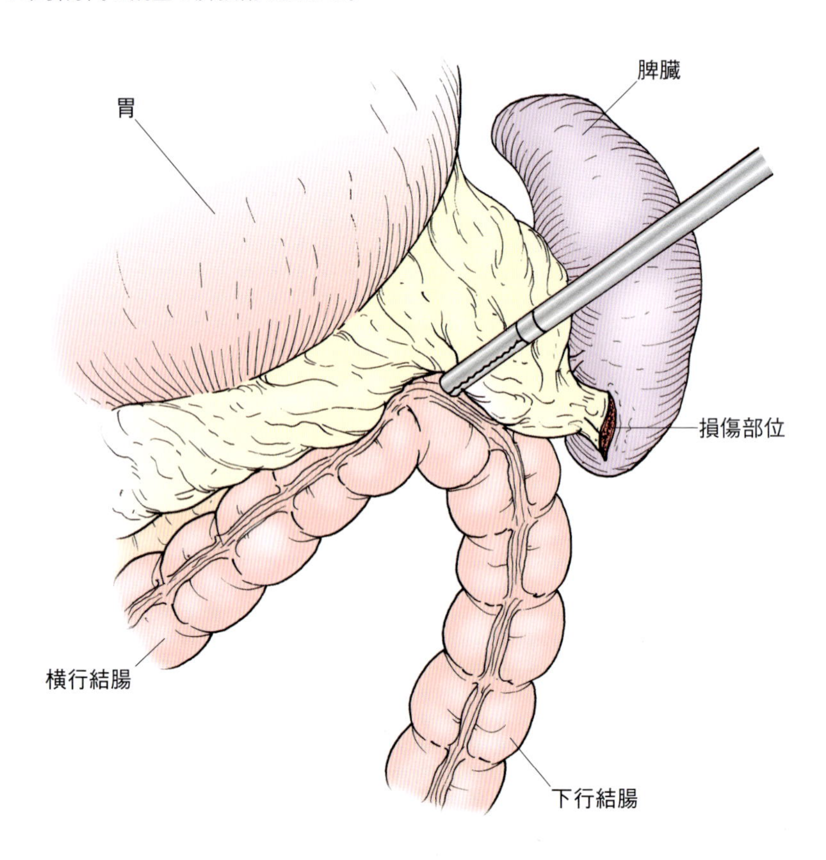

- 脾彎曲部の結腸と大網の癒着が広範囲ないし強固な場合は大網を凝固・切離するが，計画的に切離部位を決定し，かつ十分に凝固止血する。
- 膵下縁に入る副中結腸動脈，および下腸間膜静脈根部付近に入る副中結腸静脈の走行に注意する。

### Q 術中出血の対応は？

- 脾被膜および浅い脾損傷では，圧迫と止血剤の併用で止血を試みる。
- ソフト凝固による止血も考慮する。
- 大網や血管損傷ではまずガーゼ圧迫により出血のコントロールを行って，出血源を考える。助手とともに視野を確保し，徐々に圧迫を解除して出血源を確認し把持した後，シーリングやクリップで止血する。
- いかなる出血も，出血コントロールが困難，あるいは大量出血のおそれがあれば，ためらわずに開腹移行すべきである。

## 2. 術中結腸損傷（図 10）

### Q 術中結腸損傷の好発部位はどこか？

- 脾彎曲部の結腸授動時の腸管牽引による損傷。
- 結腸と大網の癒着切離時，特に大網癒着が強固かつ広範囲の場合。

**図10 術中結腸損傷**

脂肪垂や大網が複雑に結腸に癒着していることがあるので，境界が不明瞭な場合は大網寄りを切離して腸管を損傷しないように心掛ける。

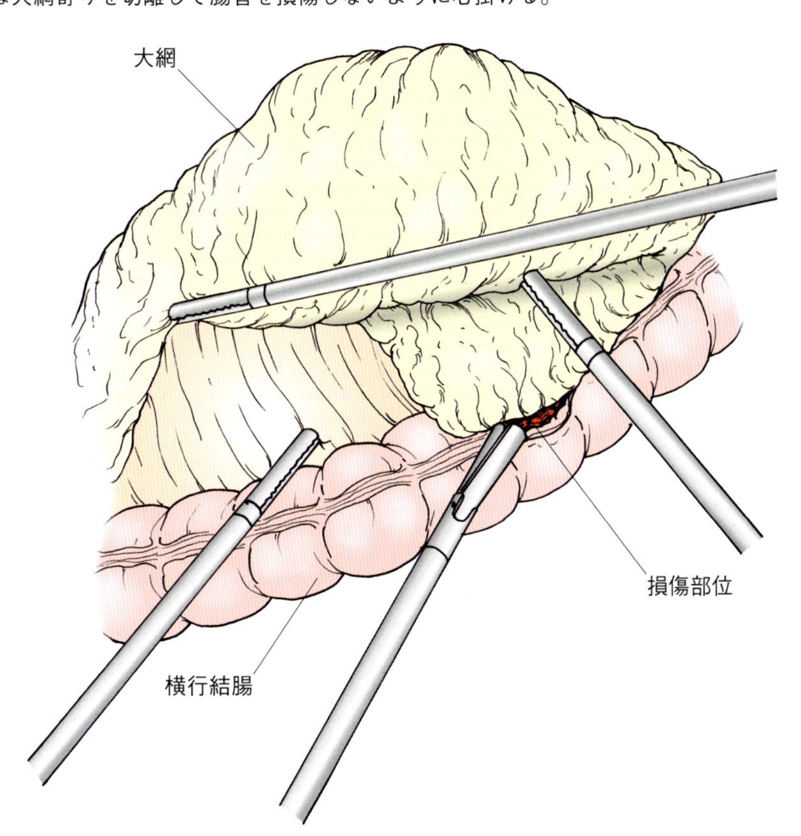

## Q 術中結腸損傷の原因は？

▶腸管の把持や牽引の愛護的操作の配慮が足りないことで起こる。

▶大網切離時に腸管に近付きすぎたり，腸管の走行を認識していなかったりすることが要因である。

## Q 術中結腸損傷の予防法は？

▶できるだけ腸管の把持を避けるが，必要な場合は愛護的な鉗子で，やや大きく腸管を把持して一点に把持力が集中しないようにする。

▶助手の大網展開で腸管との関係を常に確認しておくことが重要である。

## Q 術中結腸損傷の対応は？

▶漿膜損傷や小さな損傷では，縫合結紮により腸管を修復する。

▶広範囲に損傷が及ぶと腸切除，再建が必要となる。

### ◇ 参考文献


1）山口茂樹，石井利昌，近藤宏佳，ほか：脾彎曲部・下行結腸癌に対する結腸切除術．臨床外科 2017; 72: 97-102.
2）山口茂樹，田代浄，石井利昌，ほか：結腸癌に対する腹腔鏡下脾彎曲部結腸切除術．消化器外科 2011; 34: 265-74.


**Column**

### 「脾彎曲結腸の授動」

大腸癌のうち脾彎曲や下行結腸を占居部位とするものでは脾彎曲授動は必須の操作となるが，S状結腸切除や直腸癌の前方切除では授動の頻度は必ずしも高くない。一方，欧米で最も頻度の高い手術のひとつであるS状結腸憩室炎の手術では脾彎曲授動は頻繁に行われる。日本人の内臓脂肪が少ないことや，S状結腸が長いためにその必要性がないことがその理由である。逆にそのことが脾彎曲の授動に不慣れだったり，苦手意識を感じたりする誘因となっていると思われる。前方切除で吻合の緊張が少しでも気になる場合には脾彎曲の授動を行うべきだと理屈のうえでわかっていても，時間や手間を思ってそれをためらう術者も多いかもしれない。

内側アプローチによる脾彎曲授動は，間膜授動，下行結腸外側切離，網嚢開放，横行結腸間膜切離の手順で完了し，血管処理は不要である。ぜひともこの手技に慣れて，ためらわずに脾彎曲授動を行うことができる技量と余裕をもっていただきたい。それによりワンランク上の外科医となれるのではないだろうか。

# 腹腔鏡下S状結腸切除術

浜部敦史，竹政伊知朗　札幌医科大学消化器・総合，乳腺・内分泌外科

## 手術手技のマスターポイント

1. 下腹神経・尿管・性腺血管の走行や，下腹神経前筋膜・後腹膜下筋膜の膜構造を確かめることで，正しい層での剥離操作を進めることができる。
2. No.253 リンパ節郭清では，郭清組織に切り込まないように注意し，下腸間膜動脈を切離する。
3. 捻れないように直腸間膜処理を行う。術野の確保と直動脈の走行を確認することがポイントである。

**略語一覧**

- IMA：inferior mesenteric artery，下腸間膜動脈
- IMV：inferior mesenteric vein，下腸間膜静脈
- LCA：left colic artery，左結腸動脈
- SRA：superior rectal artery，上直腸動脈

## I 手術を始める前に

### 1．手術の適応（臨床判断）

#### (1) 適応となる場合

- S 状結腸癌のほか，頻度は少ないが GIST を適応とすることもある。
  以下，S 状結腸癌について述べる。
  JCOG 0404 の結果，Stage Ⅱ～Ⅲ進行結腸癌治療における，腹腔鏡手術の開腹手術に対する非劣勢は証明されなかったが，その成績は良好であった[1)]。腫瘍因子と患者因子，施設の習熟度に応じて，進行癌に対する腹腔鏡手術の適応を考慮する。
  後腹膜脂肪組織への軽度の浸潤を伴う T4b や，穿孔例で膿瘍が腫瘍周囲に限局化する場合，またリンパ節転移，遠隔転移陽性症例も腹腔鏡手術の適応とする場合がある。
- 狭窄・腸閉塞症例に対しては減圧処置後に腹腔鏡手術を実施可能である。
- 開腹歴を有していても，その内容および回数を確認したうえで可能であれば腹腔鏡手術の適応としている。

#### (2) 適応としない場合

- 上記を除く T4b 症例。
- 腫瘍径が 8cm を超える症例。

## 2. 手術時の体位と機器（図1）

### 体位

- 体位はレビテーターを用いた開脚位としている。膝の高さが腹部よりも高位とならないようにする（頭側の操作で術者右手が，患者右下肢と接触することがあるため）。術中に頭低位，右下に傾けたときにずれないように，支持器で腸骨稜を両側から圧迫し，確実に体を固定する。ベッドローテーションチェックを行い，頭頂部・頸部・肩部への圧迫がないことを確認する。肩を圧迫すると腕神経叢障害をきたしうるため注意する。

### 器械

器械のケーブル配線は毎回同じ導線となるよう定める。

- 鉗子：把持鉗子は，有窓・先端彎曲型の鉗子を使用する。腸管などの組織を愛護的操作できるものがよい。剥離鉗子はメリーランド型の鉗子を2本準備する。血管周囲剥離時に，術者の両手でメリーランド鉗子を操作する場合がある。
- ヘラ型モノポーラー電気メスもしくは超音波凝固切開装置（LCS）：術中の剥離，切離，止血に使用する。それぞれのメリット，デメリットを理解して使い分ける。

本項では筆者らが使用しているLCSを用いた手技を説明する。しかし術野展開はどちらのデバイスであっても同様である。LCSの利点として，組織を凝固切開しながら綺麗な剥離面を形成できること，止血効果が高いこと，組織を把持できるため術野を展開するときに鉗子の入れ替えを省略できることなどがメリットに挙げられる。LCSは，

**図1 体位と機器**

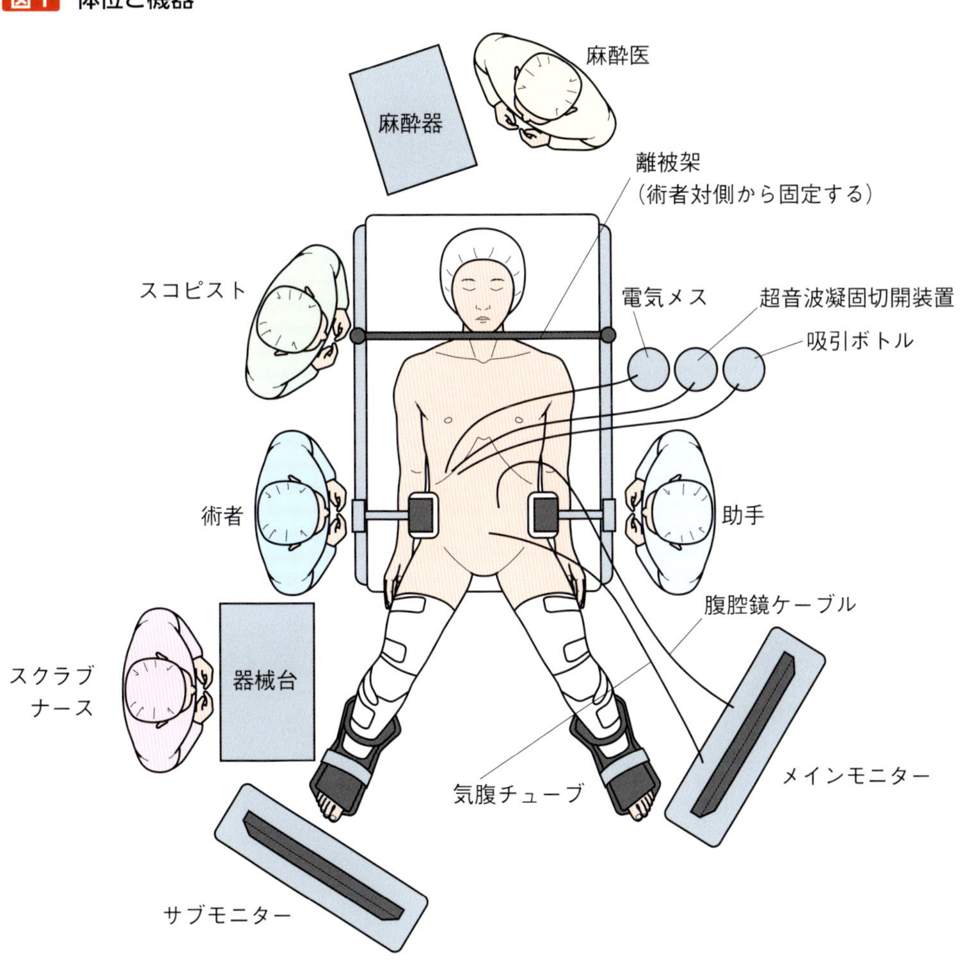

Harmonic® (Ethicon) / Sonicision™ (Covidien) / THUNDERBEAT (Olympus) を使用する。

- 凝固機能付き吸引鉗子：細血管を切離する前の pre-coagulation，出血した際の止血に有用である。ソフト凝固と組み合わせて使用している。
- リニアステープラー，サーキュラーステープラー：DST (double stapling technique) にて結腸直腸吻合を実施する。

## 3. 腹壁創（図2）

- 臍部小切開先行アプローチにて手術を開始する。臍部を 2.5cm の長さで皮膚切開する。臍創部に 12mm トロッカー（腹腔鏡用）を挿入した創縁保護プロテクターを装着する。肥満症例や，腫瘍サイズが大きい場合には創長を調整する。
- 次に右下腹部トロッカーを挿入する。恥骨上縁より 2 横指頭側の皮膚割線上で，右下腹壁血管の外側に 12mm トロッカーを挿入する。
- 右側腹部トロッカーは臍部の高さで, 右下腹部トロッカーより 1 横指だけ内側の位置に, 5mm トロッカーを挿入する。
- 左側トロッカーは術者側トロッカーと対称の位置に 5mm トロッカーを挿入する。
- トロッカー同士の間は 8 〜 10cm ほどの距離は離れるように配置する。
- 腹壁と皮膚の弾性が緩く，術中にトロッカーの固定がずれやすい症例が存在する。トロッカーを糸で皮膚固定すると有効な場合がある。

**図2** トロッカー配置

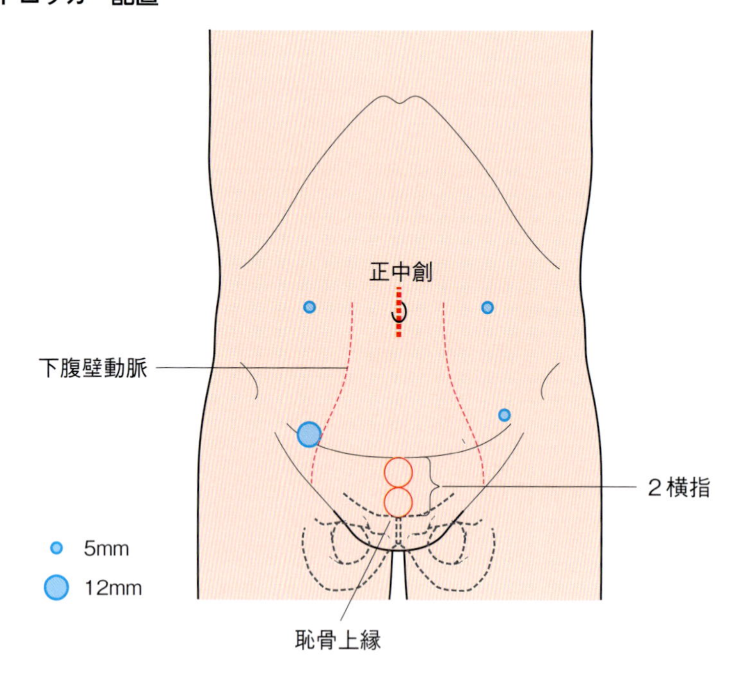

## 4. 周術期のポイント

### (1) 術前

●絶食：術前日は絶食としている。小腸が拡張していると術野を確保しづらくなる。

### (2) 術後

●術翌日から離床を促進する。

●食事は術後3日目より開始する。

# Ⅱ 手術を始めよう—手術手技のインデックス！

## 1. 手術手順の注意点

●S状結腸癌に対するD3リンパ節郭清を伴うS状結腸切除術について説明する。

●鉗子の役割を明確に言語化できるようにしておく。

●正しく組織を切離するためには，「見えるところを切る」のではなく，「切るところを見せる」という考えが重要である。助手の2本の鉗子と，術者左手鉗子の計3本で適切なカウンタートラクションをかけ，三角形の面を作ることで，切るラインが見えるようになる（Triangulation）[2]。

●Triangulationを形成し切るところを見せる，という姿勢が定型化につながる。本項で示すすべての手順をこのコンセプトが裏打ちする。Triangulation形成手順は，まず助手の2本の鉗子で1つの辺を作ってから，術者左手で対側の頂点に相当する組織を把持することである。

●術者と助手が同時に動かないように協調して手術を進める。

●術者右手のエネルギーデバイスで組織を切離する際には，腹膜と脂肪組織をまとめて切らない。まず腹膜だけを切離することで，その下の脂肪組織同士の境界（脂肪境界）を認識できるようになり，正しい剥離を行うことが可能となる。

●S状結腸切除は，基本的に本項で示す手術手順から逸脱することなく手術を進めることができる。1つの手順を確実に完遂してから次の操作に進むことが重要で，手術時間短縮にもつながる。

## 2. 実際の手術手順

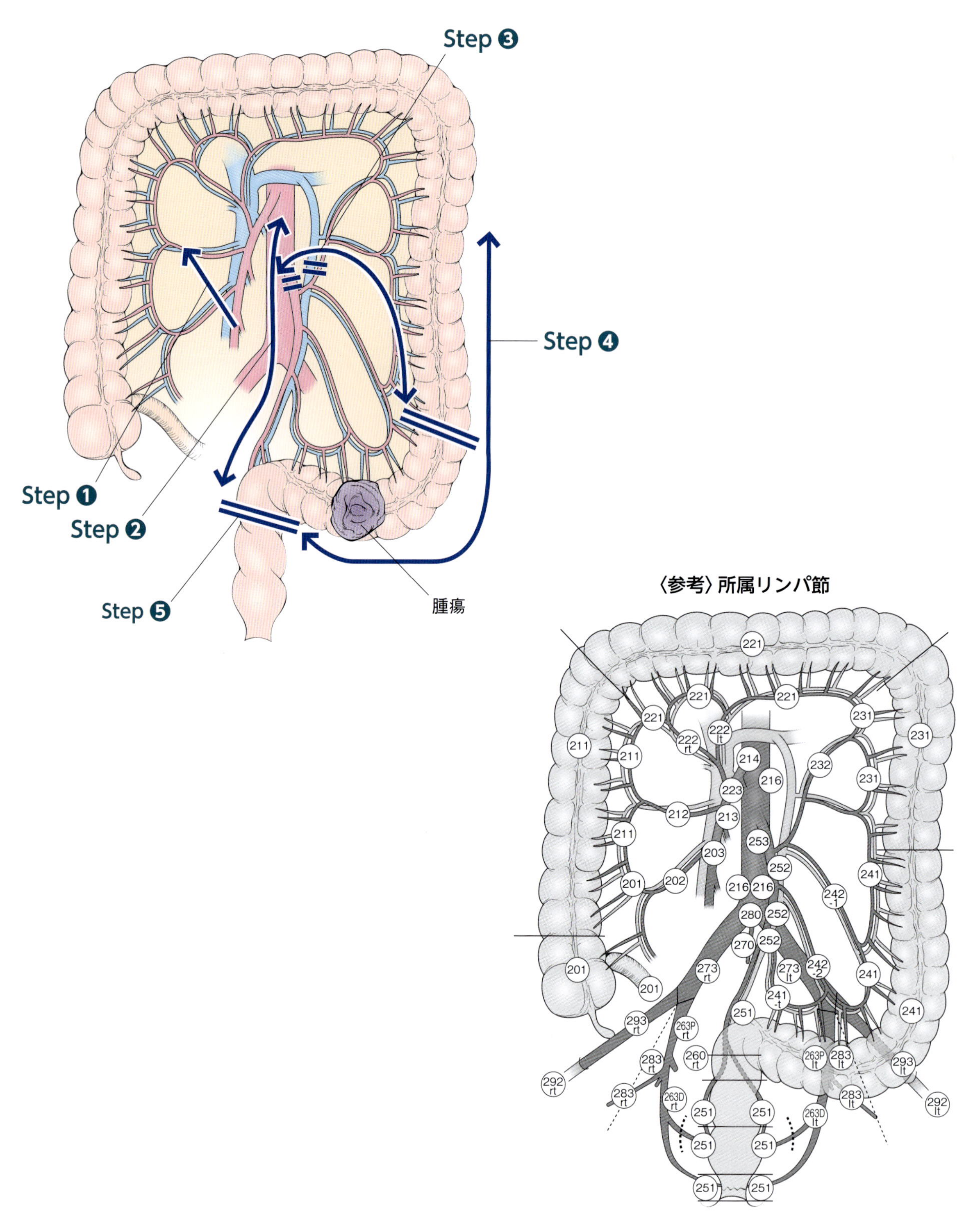


（大腸癌研究会編：大腸癌取扱い規約 第9版．金原出版，東京，2018
を参考に作成）

[ Focus は本項にて習得したい手技（後述）]

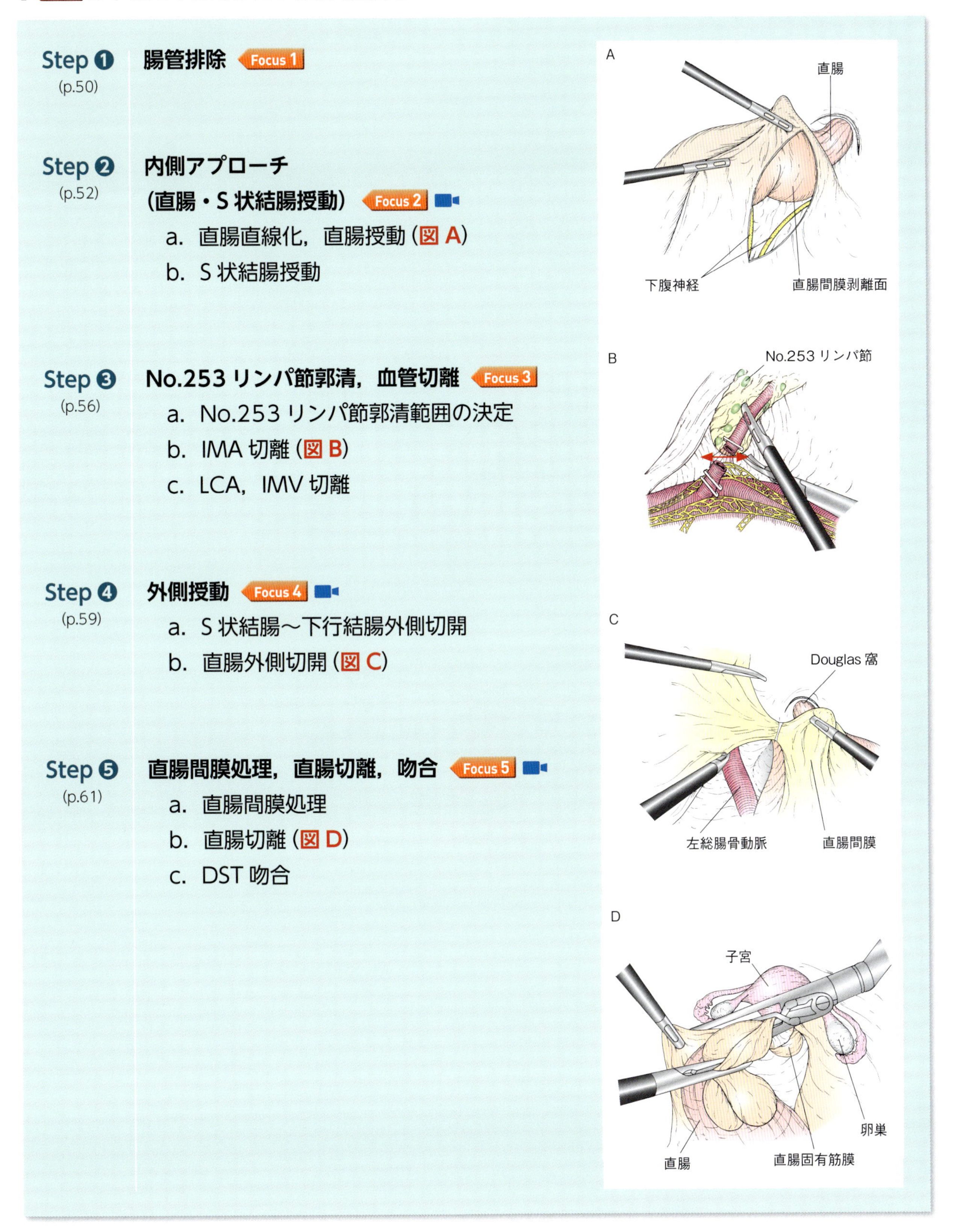

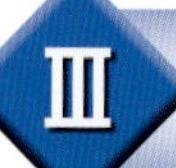

# 手技をマスターしよう！

Step ❶

## Focus 1 腸管排除

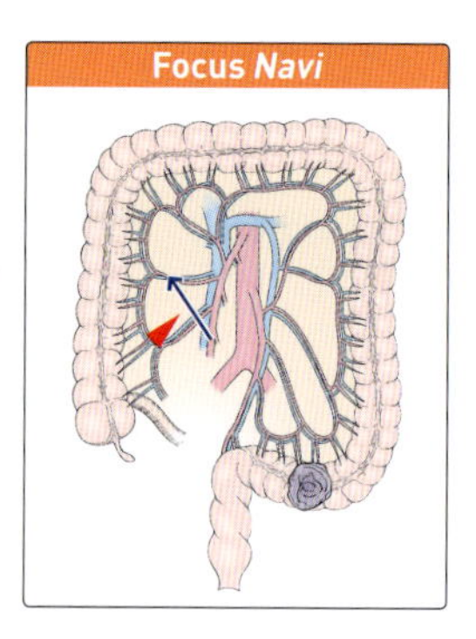


### 1. 手技のスタートとゴール

● Douglas 窩～総腸骨動脈～大動脈～ Treitz 靭帯に至るスペースに小腸が覆い被さらないように視野を展開する（図 3）。

図 3 術野展開

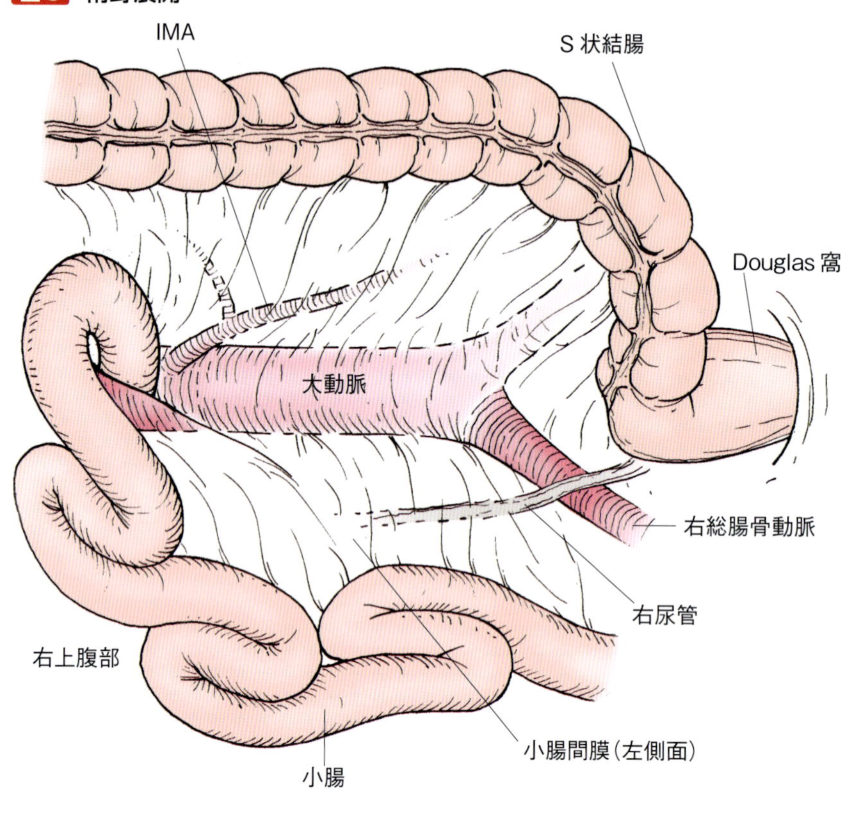

## 2. 手技の習得

### ◉ 手技の概要

良好な視野確保は手術を安定して実施するための基本である。そのうえでS状結腸切除術では小腸を右上腹部に排除することが必要となる。頭低位，右下にローテーションしたうえで系統的に小腸を排除する。

### ◉ 手技習得のポイント

(1) 頭低位として下腹部のスペースを確保してから，下腹部トロッカーを挿入する。トロッカー先端が小腸に不必要に接触しないよう注意する。トロッカーは腹壁に対して垂直に挿入する。

(2) 回盲部，回腸，空腸の順番に，小腸を右上腹部へ向けて排除する。腸管を押し込んで避けるだけでは，すぐに術野に小腸が覆い被さってくる。ポイントは，腸管と腸間膜を「面」と見立てて，腸間膜の左側面が腹側に向くまで確実に倒すことである。この際，すでに倒れている面の上に次の面を順番に載せていくようにする。小腸をすでに倒れている面と面の間にめり込むように押し込むと不十分な展開となる。

(3) 子宮が大きい場合や筋腫が存在する場合には，子宮を糸などで腹側へ吊り上げておく。

## 3. アセスメント

### Q 小腸が拡張している場合，もしくは腸間膜脂肪が多い症例で視野が確保できないときは？

▶患者の状態によっては，上記の視野確保が困難な場合がある。

▶下腸間膜動脈（IMA）切離をする際に，小腸が覆ってくる場合があるが，その際に術者左手で小腸を避けながらIMA周囲剥離・IMA切離を行うような手技をしてはならない。仮に出血した場合に非常に危険である。

▶多少，小腸が左上腹部に残ったままであっても，IMA根部およびTreitz靭帯が確認できる術野を保つことを優先する。

### Q 回盲部周囲に癒着が存在する場合は？

▶虫垂炎術後などの影響で回盲部に癒着が形成されている症例をしばしば経験する。総腸骨動脈前面に癒着が及ぶ症例，骨盤側からの腸管排除が不十分となる症例では癒着剥離を行ってから視野展開をすべきだろう。

▶癒着が広範囲であれば，一度患者左側に移動してから癒着剥離を行う。

Step ❷

# Focus 2 内側アプローチ（直腸・S状結腸授動）

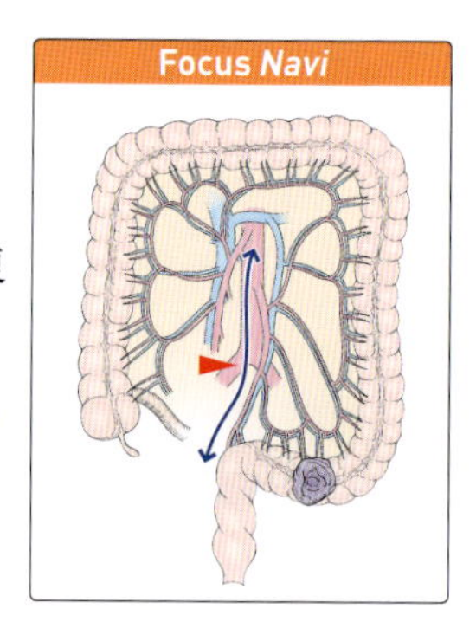


## 1．手技のスタートとゴール

- 直腸授動：L5～直腸膀胱ヒダのレベルの結腸直腸を授動する。上下腹神経叢～右下腹神経を背側に温存する（図4，5）。
- S状結腸授動：尿管・性腺血管を背側に温存する。より外側の剥離はIMA切離後に行う（図6，7）。

**図4 直腸授動前**

①直腸子宮ヒダ延長線上の直腸間膜の直腸付着部を10時の方向に牽引。
②直腸右側腹膜を切開していく方向。直腸子宮ヒダの底を目標として切る。
③引き抜く方向に牽引。
④岬角に立ち上がるヒダを把持。
⑤S1レベルで右総腸骨動脈前面の腹膜を把持し，腸間膜から垂直に離れる方向に牽引。

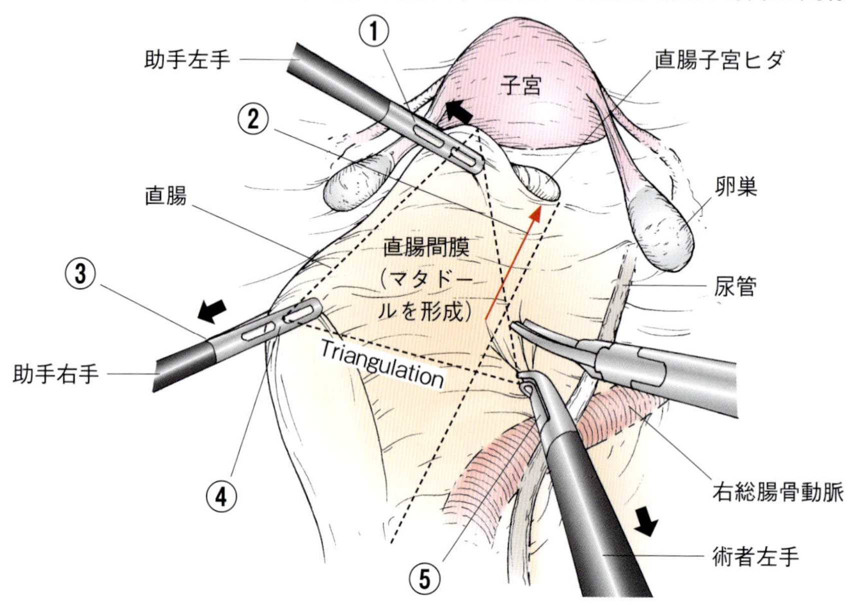


**図5 直腸授動後**

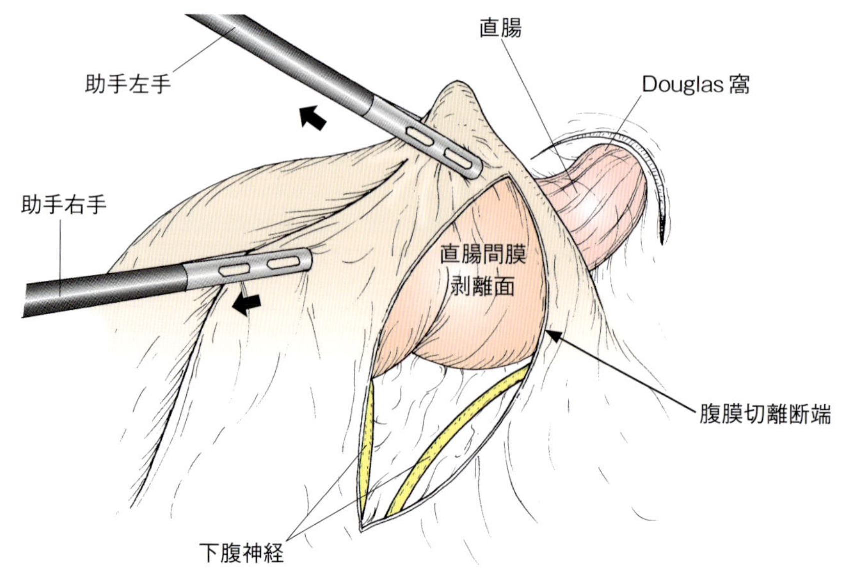

**図6** S状結腸間膜剥離前

①大動脈分岐部の少し頭側で腸間膜を把持して引き抜く方向に牽引。
② S1 の腹膜切開部近くの直腸間膜を把持して 12 時方向に挙上。
③ S 状結腸間膜腹膜を切開していく方向。

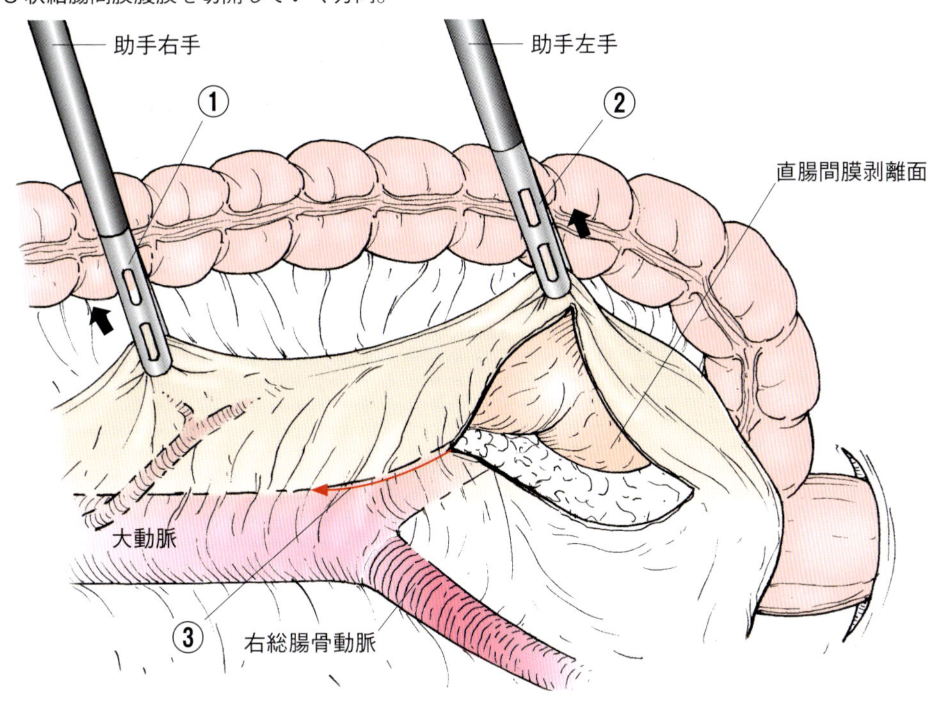


**図7** S状結腸間膜剥離後

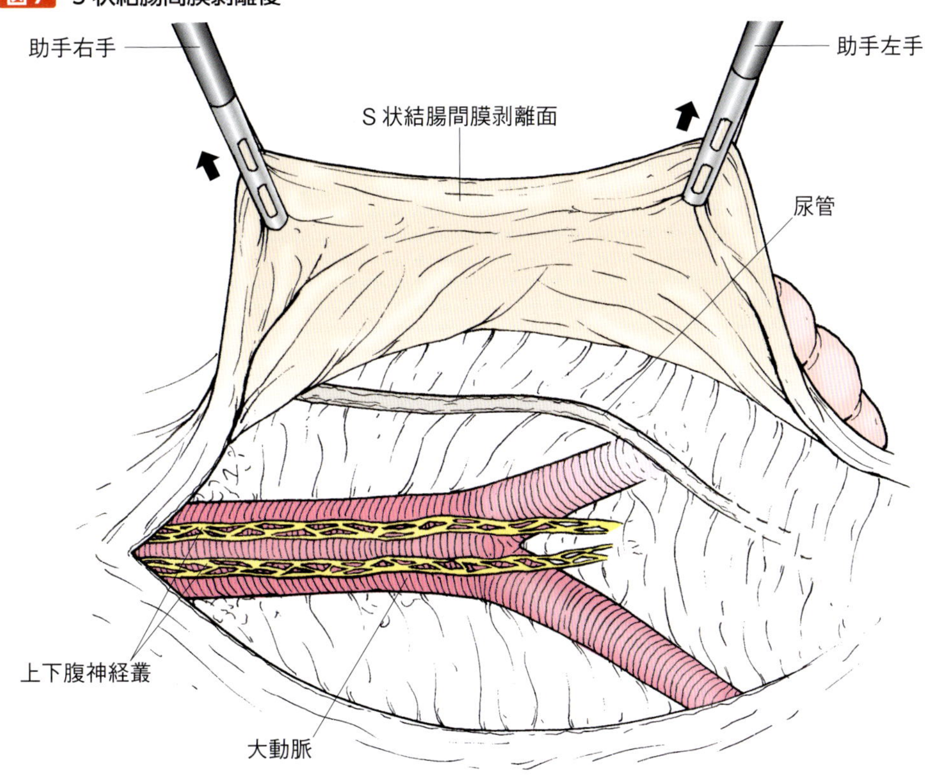

## 2. 手技の習得

◉ **手技の概要**

a. 直腸直線化，直腸授動：

直腸を直線化し，助手の2本の鉗子を用いて，マタドール状に直腸間膜を展開する。直腸右側腹膜の起始部を切開し，直腸固有筋膜の面に沿って剥離する（動画1）。

b. S状結腸授動：

大動脈に沿って腹膜切開を頭側へと広げる。内側アプローチに従って後腹膜下筋膜前面の層を外側へ向けて剥離する。

◉ **手技習得のポイント**

(1) 直腸を直線化するためには，まずはS状結腸を骨盤外に引き出すことが重要である。そのうえで直腸のマタドールを形成して直腸授動を開始する。

(2) 目印となる解剖構造を把握しながら手術を進める。上下腹神経叢，下腹神経，直腸固有筋膜，腰内臓神経，尿管を認識し温存する。

動画1

（動画時間 00：55）

## 3. アセスメント

### Q SD junction 外側の生理的癒着部はどのタイミングで剥離すべきか？

▶SD junction 外側に癒着が形成されている症例は一定の割合で存在する。

▶頭低位，右下に体位を傾けたうえでS状結腸をS状結腸窩に静置し両手鉗子を離した状態で，骨盤内へ落ち込まなければ癒着を剥離する必要はない。

▶癒着が高度であると直腸を直線化できないが，逆に軽度の癒着は結腸の骨盤内への落ち込みを防いでくれるため，手術を進めやすくなる効果がある。

▶S状結腸が骨盤内へ落ち込むようであれば，落ち込まなくなるまで癒着を剥離する。

### Q 直腸授動の術野展開は？

▶直腸を直線化し，直腸間膜に緊張がかかったマタドール状の面を形成する。

▶まず術者左手でS状結腸を骨盤外へ引き出す。

▶直腸膀胱ヒダ（男性）もしくは直腸子宮ヒダ（女性）が立ち上がるため，その延長線上の直腸間膜の直腸付着部を，助手左手鉗子で10時の方向に牽引する。

▶術者がS状結腸を頭側へ牽引すると岬角付近の腸間膜にヒダ（図8）が立ち上がるため，

**図8** 岬角付近に立ち上がるヒダ

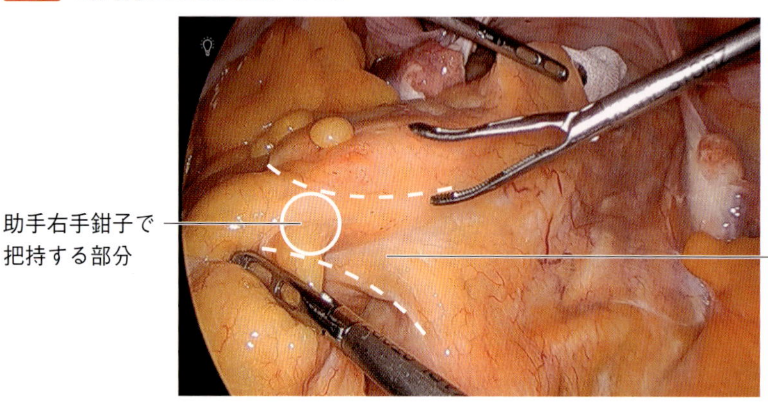

助手右手鉗子を用いて把持しトロッカー方向へ引き抜く。

▶この操作によりすべての症例でマタドールを形成できる。

## Q 直腸膀胱ヒダ（男性），直腸子宮ヒダ（女性）とは？

▶男性では膀胱と直腸の間に，女性では子宮と直腸の間に，腹膜が鎌形に高まった部分が存在する[3]。直腸を腹側に挙上すると，「U」の字型に腹膜が吊り上がる構造として認識できる。

▶直腸授動の術野展開時の目印として，また腹膜切開の目標地点として便利な指標である。

## Q 直腸授動の手術操作は？

▶直腸間膜右側で腹膜の立ち上がり部から数 mm 直腸寄りの腹膜を切開する。

▶S1 レベルで右総腸骨動脈前面の腹膜を術者左手で把持し，腸間膜から垂直に離れる方向（4 時方向）に牽引し，カウンタートラクションを形成し，切開を開始する。

▶尾側へは，直腸膀胱ヒダ（直腸子宮ヒダ）の底を目標地点として切離していく。切離は同ヒダのレベルまでに留める。

▶直腸間膜には背側から脂肪組織が吊り上がるように付着するため，術者左手鉗子で背側組織を把持し緊張をかけながら直腸固有筋膜に沿うように剥離を進める。

▶背側には下腹神経前筋膜に覆われた右下腹神経が確認できる。直腸間膜側には上直腸動脈の拍動が直腸固有筋膜越しに確認できることが多い。正中を越えて左側に向かって剥離しておく。

## Q S 状結腸授動の術野展開，手術操作は？

▶操作に先立ち，S 状結腸が術野の邪魔にならないように，骨盤内に落とし込んでおく。

▶助手左手は S1 の腹膜切開部近くの直腸間膜を把持して 12 時方向に挙上する。

▶助手右手は大動脈分岐部の少し頭側で腸間膜を把持してトロッカー方向へ引き抜く。できれば IMA ごと挙上できるように腸間膜を把持する。

▶大動脈前面と腸間膜の間には，両者を交通する神経や血管の枝が多くあり，脂肪境界が判別しづらくなるため，剥離操作が難しい。大動脈前面の神経（上下腹神経叢）を目印とし，神経より腹側の脂肪組織を腸間膜側に付着させるように剥離することがポイントである。

▶つまり総腸骨動脈を境界として，尾側では直腸固有筋膜に沿って，頭側では腰内臓神経に沿って剥離するように意識を切り替える。

▶大動脈よりも左側では尿管・性腺血管を覆う後腹膜下筋膜が腸間膜側へと吊り上がるため注意を要するが，この付近の剥離層は目で見て認識可能である。

Step ❸

# Focus 3 No.253 リンパ節郭清，血管切離

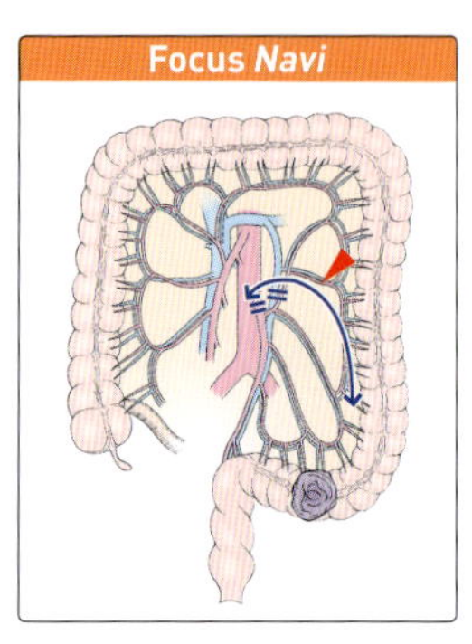


## 1. 手技のスタートとゴール

●IMA 根部が切離され，左右の腰内臓神経が背側に温存されている（図 9，10）。

**図 9 IMA 切離前**

① No.253 リンパ節郭清範囲。頭側：Treitz 靱帯尾側縁，右側：大動脈右側縁。

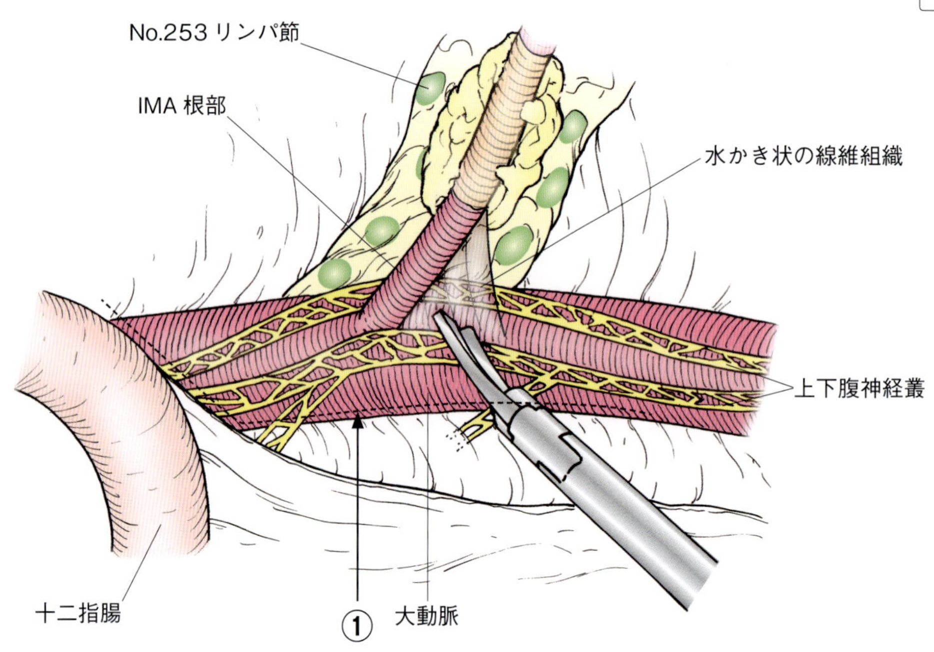


**図 10 IMA 切離後**

① IMA 根部左側の血管鞘は横方向に切離する。
② IMA 根部断端を把持して 12 時方向に挙上する。

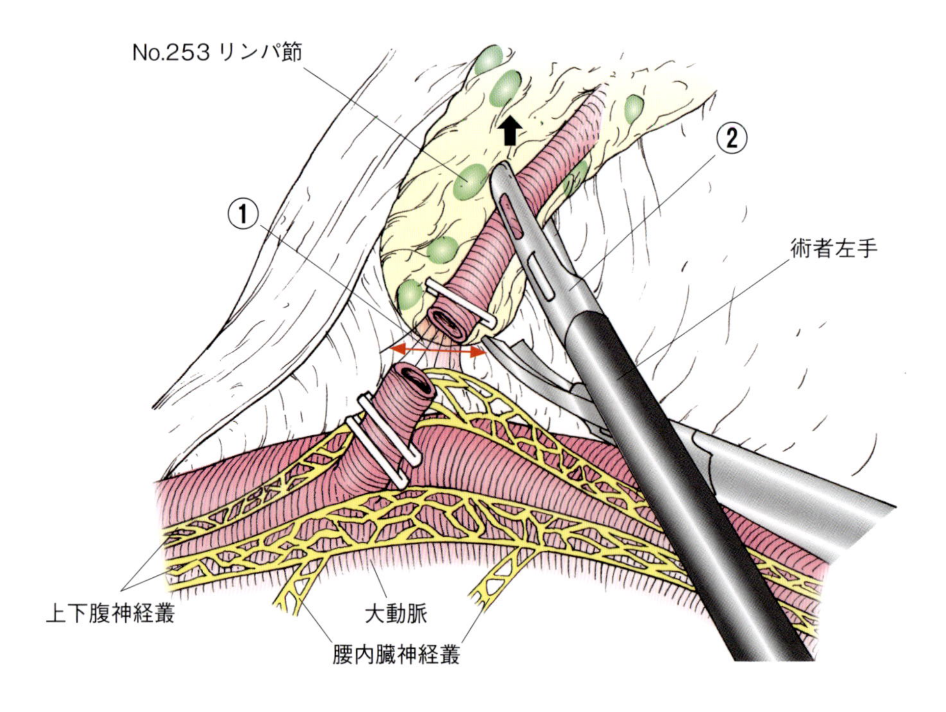

## 2. 手技の習得

**◉ 手技の概要**

a. No.253 リンパ節郭清範囲の決定：
大動脈，Treitz 靭帯のラインを確認し，リンパ節郭清の範囲を確認する。

b. IMA 切離：
左右腰内臓神経を温存し IMA 根部の血管切離を行う（D3 郭清の場合）。

c. LCA，IMV 切離：
IMA 根部と同レベルで左結腸動脈（LCA），下腸間膜静脈（IMV）を切離する。

**◉ 手技習得のポイント**

(1) No.253 リンパ節郭清においては，郭清の外枠となる，右腰内臓神経右側，Treitz 靭帯尾側縁の腹膜を切開する。以降は郭清する組織に切り込まないように注意する。腰内臓神経を損傷しないように注意しながら，IMA 根部を露出しクリップ後切離する。

(2) IMA を切離したあと，すぐに LCA と IMV を切離するのではなく，S 状結腸～下行結腸間膜を内側から十分に授動してから切離するようにしている。LCA と IMV を切離すると，腸間膜の緊張が緩んでしまい背側に垂れ下がってきて内側からの剥離操作の邪魔になるためである。

## 3. アセスメント

### Q No.253 リンパ節郭清時の術野展開は？

▶IMA 根部周囲に面として緊張を形成するために助手の 2 本の鉗子は腸間膜側を把持する。

▶助手左手鉗子は IMA を含む間膜を把持し大動脈に対して腹側方向に挙上する。もしくは，ガーゼを把持して，大動脈分岐部レベルですでに剥離された腸間膜の背側に挿入し，テコのように腹側へ挙上してもよい（図 11）。後者は間膜の奥まで挙上できるため，立体的な視野を得やすいメリットがあるが，助手にとっては mirror image となるため，術者右手で操作し，挙上してから助手に鉗子を渡すようにする。

▶右手鉗子は IMA 根部よりもやや頭側で，IMV 付近の腹膜を把持しトロッカー方向に引き抜くようにする。この操作で術者の両手鉗子はフリーな状態となる。

**図11** No.253 リンパ節郭清 視野展開
①ガーゼを把持して，大動脈分岐レベルですでに剥離された腸間膜の背側に挿入し，テコのように腹側へ挙上。

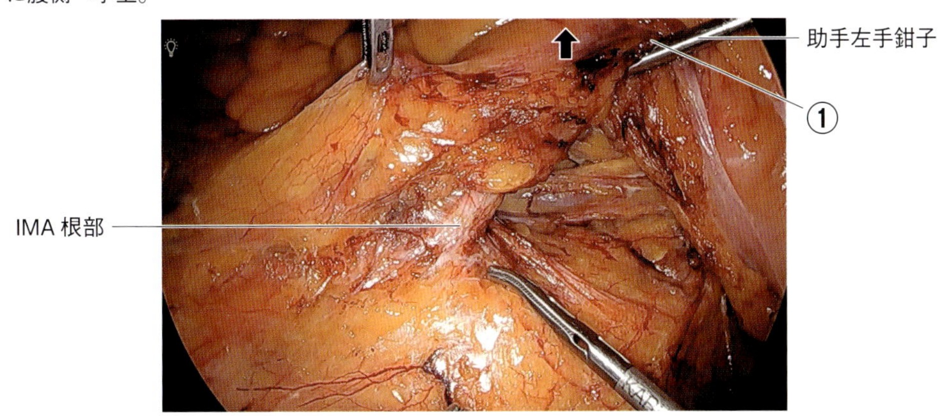

## Q No.253 リンパ節郭清時の手術操作は？

▶IMA 周囲には血管鞘が巻きついており，これらを切離して血管外膜を露出させる。

▶ポイントは，IMA を大動脈から垂直方向に立てるようにしながら，IMA 背側にある縦方向の線維組織を切離していくことである。線維組織は IMA を大動脈に固定するアンカーのように存在するため，線維組織を 1 本ずつ切離していくと，アンカーが外れてどんどん IMA が垂直方向に牽引されてくる。

▶最初術者左手は大動脈を覆う腹膜を手前に牽引してカウンタートラクションをかけるが，IMA 根部近傍では，術者左手鉗子を用いて IMA を背側から垂直方向へ持ち上げるようにすることで IMA 根部付近の緊張を調整しながら手術を進めることができる。

▶IMA 根部付近では左右の腰内臓神経から水かき状に線維組織が IMA に巻きつくため切離し，IMA 外膜表面を露出する。IMA 根部をダブルクリップ後に切離する。

▶IMA 切離は根部から 5mm ほど末梢で行うと，出血時の対応ができるため安全である。

▶IMA を切離すると，IMA 根部左側の血管鞘が残るため横方向に切離する。この際術者左手は IMA 根部断端を把持して 12 時方向に挙上しながら緊張をかける。

## Q IMA 根部で血管鞘だけを切離して外膜表面を露出するコツは？

▶血管鞘を表面から少しずつ切りながら外膜に到達することは簡単ではない。LCS のキャビテーションが血管損傷を生じたり，出血したり，血管鞘が分厚い症例では時間がかかってしまう。

▶コツは IMA 背側から剥離することである。IMA 背側では，血管鞘の線維組織と血管外膜の間に，剥離しやすく，結合が弱い隙間が存在する。同部にティッシュパッドを滑り込ませると一太刀で IMA 外膜を露出できる。

Step ❹

# Focus 4 外側授動

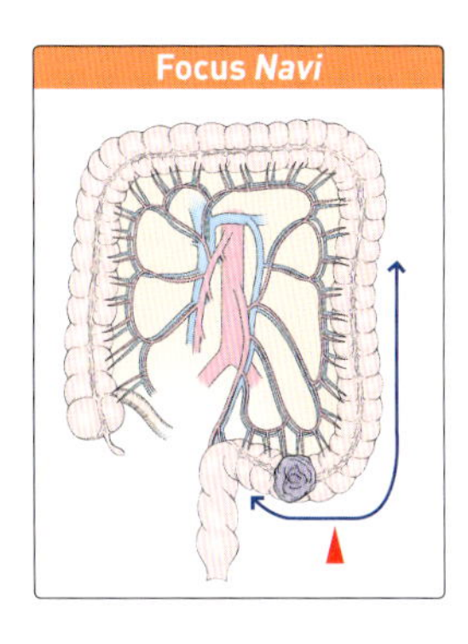


## 1. 手技のスタートとゴール

● 下行結腸中央〜膀胱仙骨ヒダ（子宮仙骨ヒダ）までの直腸が授動される（図12，13）。

**図12 S状結腸，下行結腸外側腹膜切開**

a：腹膜1枚のみを切開する。
b：腹膜の背側の癒合筋膜1枚を残し，癒合筋膜を切離することで，内側アプローチで剥離した層と交通する。

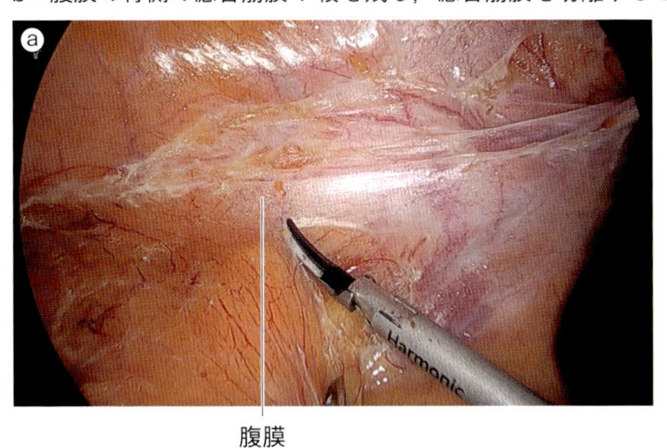


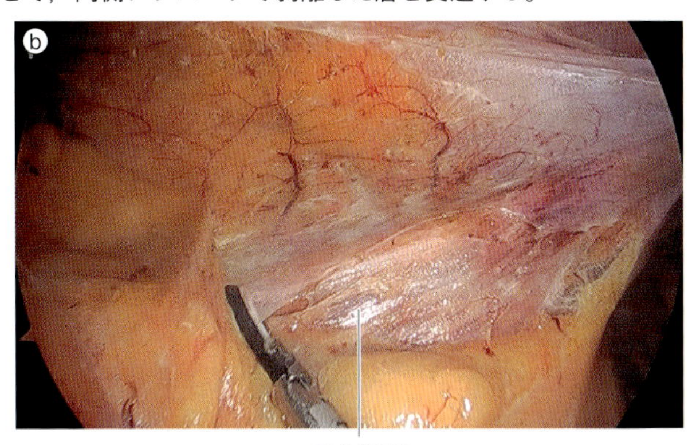


**図13 直腸外側切開**

①骨盤腹膜を10時方向に牽引。
②直腸間膜の脂肪と骨盤側の脂肪の境（脂肪境界）を見極める。
③2時方向に強い力で牽引。
④腹膜切開断端よりも2〜3cm肛門側の直腸間膜を把持する。
⑤切離された外側腹膜断端をトロッカー方向に牽引。

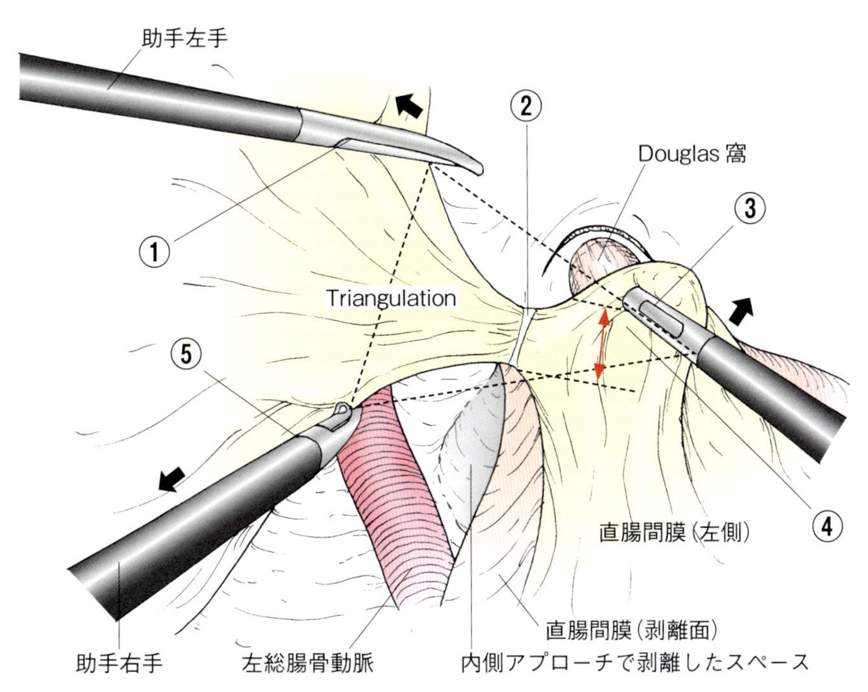

## 2. 手技の習得

**◉ 手技の概要**

SD junction 近傍から下行結腸中央まで外側腹膜を切開し，内側アプローチの層と連続させる。続いて，直腸左側の腹膜を，右側での切開部と同じレベルまで切離していく（2）。

**◉ 手技習得のポイント**

(1) S 状結腸〜下行結腸外側切開：

内側アプローチが終了したら結腸背側にガーゼを留置しておくと，外側から剥離する際に透見できるか，もしくは盛り上がりとして認識できる。まず腹膜を切開すると，その直下に半透明の癒合筋膜を認識できるため，これを切離する。

(2) 直腸外側切開：

直腸外側の腹膜を切開し内側からの剥離層と連続させる。内側から左下腹神経が剥離されていない場合は，直腸側に左下腹神経が吊り上がることがあるため注意が必要である。カウンタートラクションが不十分だと直腸側に切り込んでしまうことがあるため，術野は確実に確保してから切開する。

2

（動画時間 01：07）

## 3. アセスメント

### Q S 状結腸〜下行結腸外側切離の術野展開，手術操作は？

▶下行結腸へ向けて外側腹膜を切開する際には，下行結腸を直線化する必要がある。助手右手鉗子で下行結腸の中央付近の腹膜垂を把持して，内側・やや頭側へと牽引する。

▶術者左手鉗子で SD junction 付近の腹膜垂もしくは腸間膜を内側へ牽引することで下行結腸は直線化する。

▶下行結腸外側の白色の癒着部内側に沿いながら，LCS で腹膜だけを切開する。

▶助手右手鉗子で把持している腹膜垂よりも頭側へ切離する際には，助手右手と術者左手の鉗子で把持している部分をそれぞれ頭側に移動する。

### Q 外側切開の際に深い層に入らないようにするには？

▶外側授動の際に深い層（後腹膜下筋膜の背側で尿管が露出する層）で剥離をしてしまったという経験がある若手外科医も多いのではないか？　多くの場合は，外側癒着を剥離する時点ですでに深い層に侵入している。

▶上でも述べたが，癒着部内側に沿うように切開していくことが重要である。癒着部自体を切開すると多くの場合は深い層に侵入してしまう。1 〜 2mm の違いで剥離される層がずれてしまう。

### Q 直腸外側切開の術野展開，手術操作は？

▶直腸右側腹膜切開と同様に，直腸を直線化し Triangulation を形成することが重要である。

▶助手右手鉗子で切離された外側腹膜断端を引き抜く方向に牽引する。

▶助手左手鉗子の柄で左側よりの骨盤腹膜を 10 時方向に牽引する。

▶術者左手鉗子は腹膜切開断端よりも 2 〜 3cm 肛門側の直腸間膜を，鉗子の長軸方向のストロークをフル活用して把持して 2 時方向に強い力で牽引する。

▶この操作で直腸外側腹膜に良好な緊張をかけて切離することが可能になる。

## Q 直腸外側の腹膜を正しいラインで切開するには？

▶最も重要なことは正しいカウンタートラクションをかけることである。特に術者左手鉗子の牽引は強めに意識するほうが良い視野を形成できる。術者左手鉗子の力が弱いと少したるみ，切離線が直腸側に近くなるため要注意である。

▶また，内側アプローチで剥離したスペースがしっかりと見えるように，直腸を背側から腹側へ浮かすように牽引することも大切である（図 13 参照）。このスペースを見ながら切ることで，直腸間膜の丸みと外側腹膜の関係性を立体的に把握することができる。

▶直腸間膜の脂肪と骨盤側の脂肪の境（脂肪境界）を見極めて切開を進める。

## Q 直腸授動はどの辺りまで進めればよいか？

▶上記操作によって，およそ第 2 仙椎までは直腸は授動されているため，岬角レベルでの直腸切離は可能である。

▶岬角に近い S 状結腸癌，RS 直腸癌で肛門側切離線が低位となる症例では授動を追加する。直腸を立てて（手技は Focus 5 にて解説），直腸固有筋膜に沿って剥離を行う。

Step ❺

# Focus 5 直腸間膜処理，直腸切離，吻合

Focus *Navi*

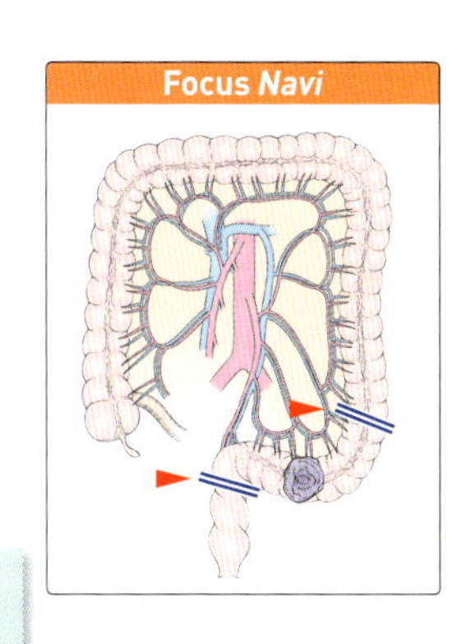

## 1. 手技のスタートとゴール

●直腸を 1 回で切離し，断端を頭側に引き出してくる。

●DST 吻合を行う。

## 2. 手技の習得

### ◉ 手技の概要

直腸間膜を「右側から 4 割」「左側から 3 割」「背側から 3 割」と分けて処理する。直腸間膜処理後，着脱式腸鉗子で腸管をクランプして直腸洗浄し，60mm のリニアステープラー 1 回で直腸切離する（動画 3）。

動画 3

（動画時間 00：41）

### ◉ 手技習得のポイント

（1）直腸間膜処理：

直腸間膜処理は直腸に対して垂直に，捻れず実施できるよう細心の注意を払う。直腸間膜処理ラインの捻れは癌の根治性と，残存直腸の血流に関わる重要な問題となりうる。

そのためには直腸および直腸間膜を十分に頭側へ牽引すること，残す側と切除する側の直動脈の間を切離して，残す直動脈を温存することが重要である（図 14 ～ 16）。

（2）直腸切離：

間膜処理，直腸洗浄後に，直腸に対して垂直にリニアステープラーで直腸切離を行う。ここは助手との協調作業が求められる操作であり，ゆっくりと丁寧に手技を進めていく（図 17）。

（3）吻合：

リニアステープラー断端の中央で，すぐ横からサーキュラーステープラーのセンターロッドを刺出する。センターロッドを出す際に，サーキュラーステープラー本体が肛門側へ抜けやすいため会陰側の操作者は注意する。吻合完了後，術中内視鏡で止血を確認し，送気によりリークテストを行う（図 18）。

**図14 直腸間膜処理（右側）**

①直腸切離線口側を10時方向に牽引。
②肛門側もしくは口側の直腸間膜断端をトロッカー方向に引き抜く。
③岬角レベルの直腸間膜を把持してトロッカー方向に引き抜く。

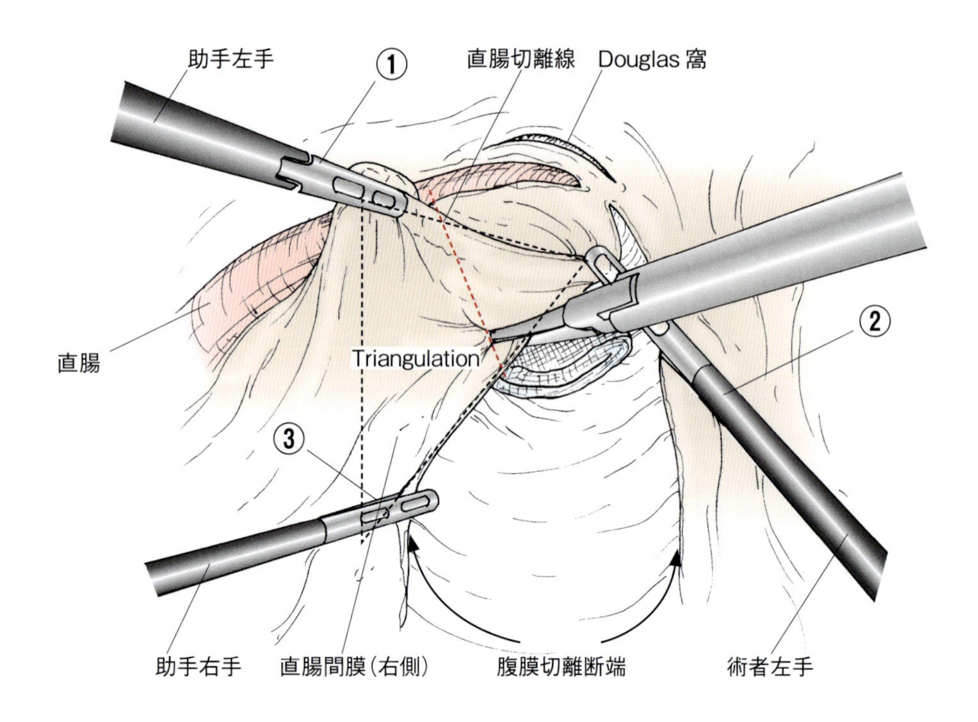


**図15 直腸間膜処理（左側）**

①切離線のすぐ肛門側の左側直腸間膜を患者左側・腹側に挙上する。
②岬角付近の左側直腸間膜を把持して骨盤から直腸を引き出しながら術者方向に直腸を倒す。
③切離線すぐ口側で直腸付着部を把持する。

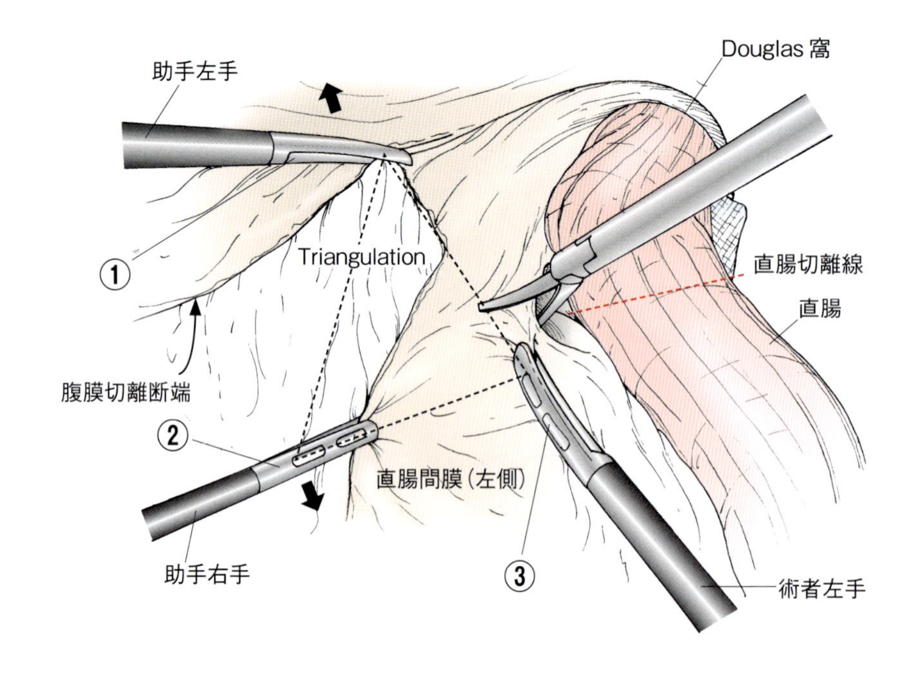

**図16 直腸間膜処理（背側）**

①助手右手鉗子の柄で直腸壁〜腸間膜を腹側へ挙上する。
　鉗子先端は直腸壁よりも奥（尾側方向）となるように注意する。
②左側からの直腸間膜処理ラインを確認しながら切離を進める。
③捻れなく間膜処理を実施できれば直動脈を切離することはない。
④肛門側直腸の直腸間膜を優しく把持。
⑤切離線やや頭側の直腸間膜を内側臍ヒダの方向へ牽引。

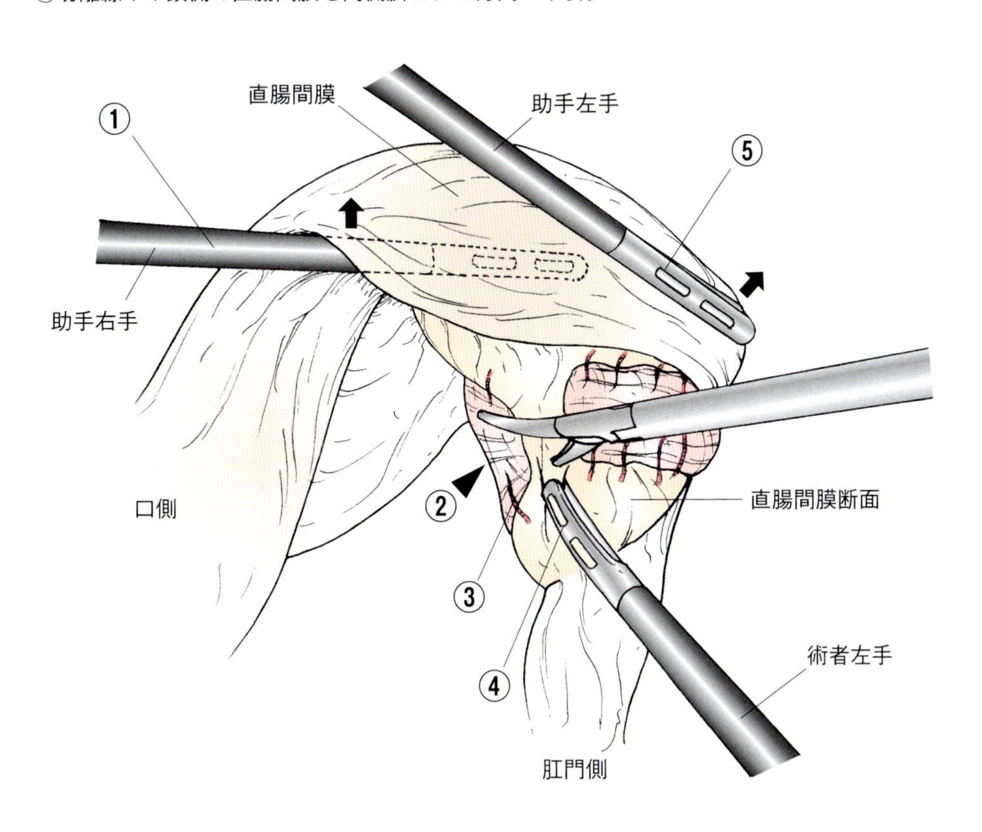


**図17 直腸切離**

①直腸の背側にスペースを確保して，リニアステープラーを挿入する。

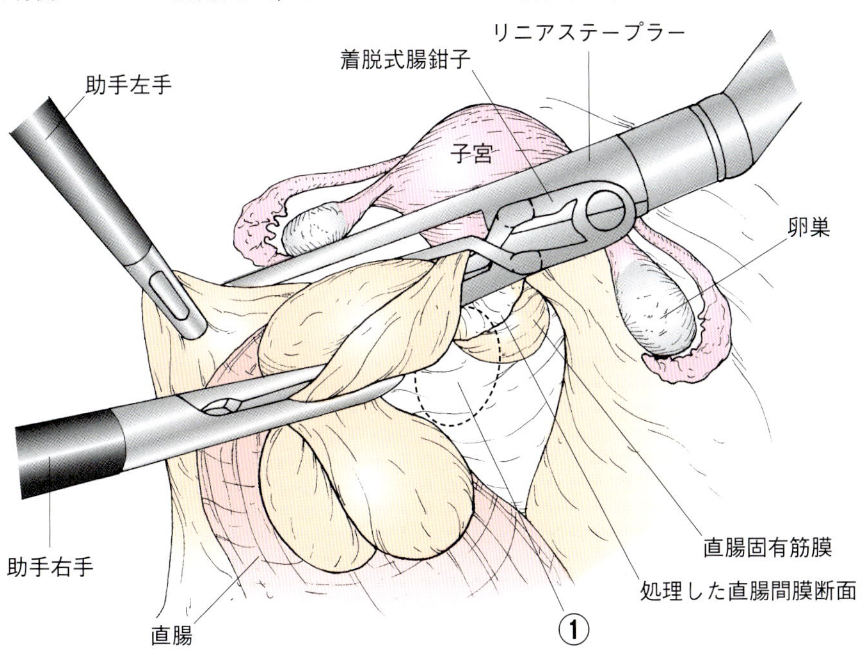

**図18** DST吻合終了後

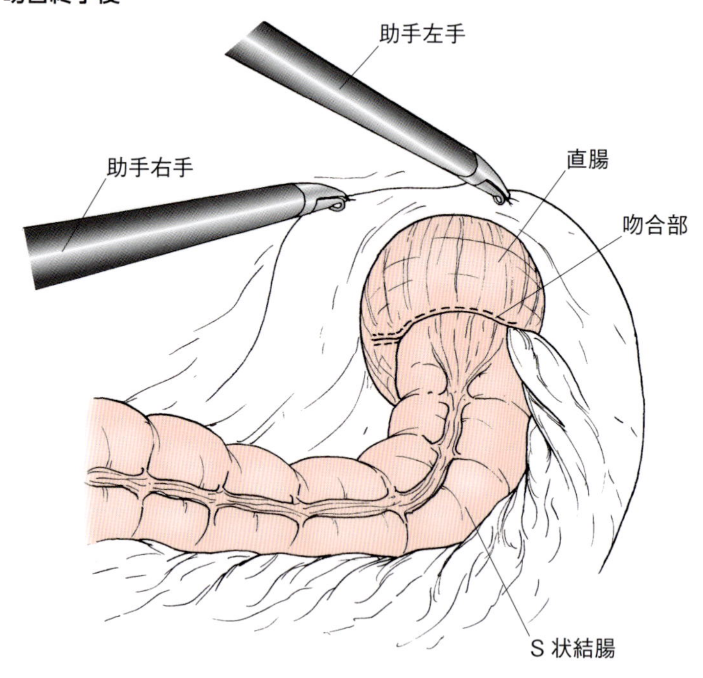


## 3. アセスメント

### Q 直腸間膜処理の術野展開，手術操作は？

- ▶右側→左側→背側の順番に処理を行う。各場面で，直腸間膜に緊張がかかり，弛んでいない術野を作ることが重要である。
- ▶LCSのティッシュパッドとアクティブブレードの間に，しっかりと直腸間膜の組織を挟み込んで凝固切離する。この場面ではショートピッチでの切離をすべきではない。
- ▶まず右側からの処理を行う。
- ▶直腸切離ラインを決定したら，同部のすぐ口側で直腸間膜の直腸付着部を助手左手鉗子で把持して10時方向に牽引する。
- ▶助手右手鉗子は岬角のレベルの直腸間膜を把持してトロッカー方向に引き抜く。
- ▶直腸と直腸間膜の間を剥離して，直腸間膜を凝固切離していく。
- ▶続いて左側の処理を行う。
- ▶助手右手鉗子で岬角付近の左側直腸間膜を把持して骨盤から直腸を引き出し，かつ術者方向に直腸を倒す。
- ▶助手左手鉗子は，切離線のすぐ肛門側の左側直腸間膜を患者左側・腹側に挙上する。
- ▶術者左手は切離線すぐ口側で直腸付着部を把持してカウンタートラクションをかけながら間膜処理を行う。
- ▶最後に背側からの処理をする。
- ▶直腸を骨盤から腹側に向けて立てる操作をしてはじめて処理が可能となる。
- ▶直腸切離線のやや頭側・右側の直腸間膜を助手左手鉗子で把持して，腹側やや右側，内側臍ヒダへ向けて（1時方向）牽引する。
- ▶助手右手鉗子の柄を使って，直腸を腸間膜とともに背側から腹側へ挙上する。
- ▶術者左手は肛門側直腸の直腸間膜を優しく把持して切離線にカウンタートラクションをかける。

## Q 直腸切離の術野展開，手術操作は？

- ▶間膜処理後，着脱式腸鉗子にてクランプし直腸洗浄を行う。内視鏡的追加切除後で断端陰性が確保されている症例では省略する。直腸洗浄後，右下トロッカーからリニアステープラー 60mm にて 1 回切離する。
- ▶着脱式腸鉗子，リニアステープラーの挿入時の視野展開について説明する。
- ▶直腸切離線少し口側で，右側直腸間膜を助手右手で，左側直腸間膜を助手左手で，直腸を頭側に牽引する。この際に，直腸を背側から浮かせてスペースを作ることで，リニアステープラーを挿入しやすくする。
- ▶助手は 2 本の鉗子を協調して操作して，術者右側から挿入されるリニアステープラーが自然に入る方向へ直腸の傾き・捻れ方を調整する。S 状結腸切除術では多くの場合 1 回にて切離することが可能である。

## Q 直腸間膜処理を行った後で，着脱式腸鉗子，リニアステープラーがスムーズに挿入できないときは？

- ▶間膜処理の際に術者右手鉗子の操作は容易であったとしても，着脱式腸鉗子およびリニアステープラーの開閉部のストロークは長く，取り回しが悪いため，腸管を横断するようにクランプする操作は困難であることがある。
- ▶これを防ぐためには，上記術野展開を行った後に，術者右手鉗子を着脱式腸鉗子と見立てて，腸管を優しくクランプする。トロッカーからの直線鉗子の挿入角度に腸管軸のローテーションを合わせておく（シミュレーション）（図 19）。シミュレーションで良好な術野を形成できれば，その後の操作もスムーズに進みやすい。

図 19 直腸切離のシミュレーション

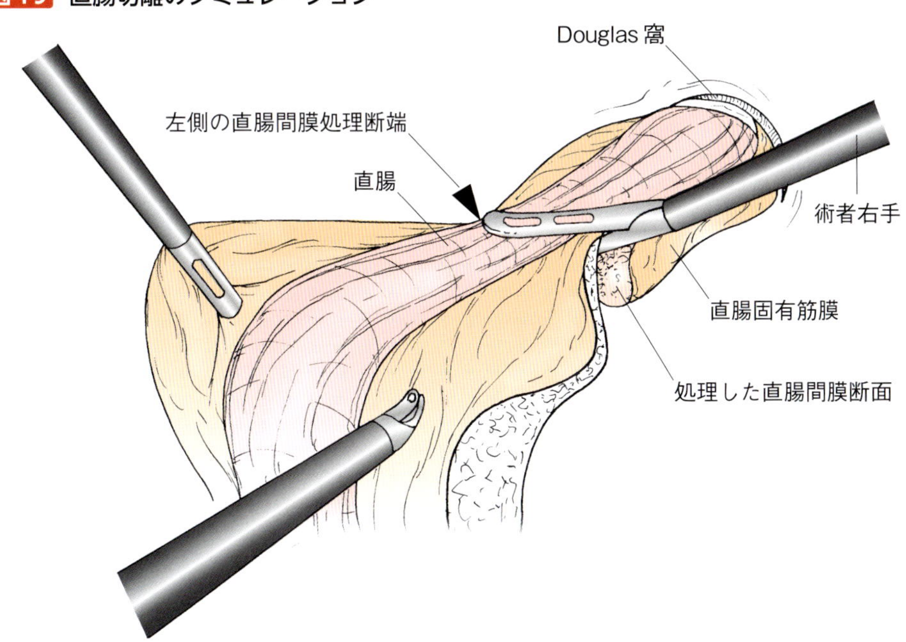

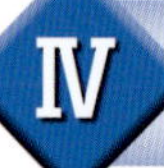

# トラブル・シューティング！

●腹腔鏡下S状結腸切除術のトラブル・シューティングとしては①出血，②吻合トラブルが挙げられる。

## 1. 術中出血

### Q 内側アプローチ剥離面からの出血のコントロール方法は？

▶後腹膜下筋膜前面の剥離層には交通枝が存在する。凝固切離したうえで剥離を行うことがベストであるが，仮に出血してもガーゼ圧迫していればすぐに止血される。ソフト凝固にて止血する方法も有用である。出血が多いようであれば，本当に正しい層を剥離できているか再確認すべきである。

### Q IMA周囲からの出血のコントロール方法は？

▶IMA根部付近を剥離する際には，IMA周囲の血管から出血することがある。血管鞘と血管外膜の間で剥離できれば，ほとんど出血しないが，血管鞘が分厚い症例では必ずしも容易ではない。出血した場合はガーゼを出血部にIMAごと巻きつけて，鉗子で1分ほど圧迫するだけで止血できる。上記と同様にソフト凝固も有用な手段である。

### Q 直腸間膜処理時の出血のコントロール方法は？

▶直腸間膜処理時の出血は2種類に分かれる。上直腸動脈（SRA）・IMVの枝からの出血，および直動脈からの出血である。後者は Focus 5 にすでに述べたことだが，本来は避けなければならない出血であり，出血した場合は，直動脈の近傍に存在する直腸へのダメージを防ぐため，出血点を見極めたうえでソフト凝固などを用いてピンポイントに止血すべきである。

▶ここではSRA・IMVの枝からの出血について説明する。SRAは直腸では複数本に分岐する。直腸間膜処理を行う際には，柵状構造物として認識できるSRAの分枝それぞれをLCSで確実に凝固切離することで止血できる。凝固切離するときに，助手が直腸を牽引する力を少し弱めると止血を得やすい。出血した場合は，他と同様にソフト凝固が有用である。

## 2. 吻合トラブル

### Q 直腸が狭い場合の対応は？

▶まれに直腸の径が狭くてサーキュラーステープラーが挿入できなくなることがある。多くは，直腸の径が太い部分は通過するが，RS, Ra付近で引っかかり，会陰側の操作者の手に強い抵抗として感じることになる。無理に挿入することは，腸管損傷の危険があるため避けるべきである。ゼリーを再度塗って潤滑性を高める，径が細い吻合器に変更する（ただしアンビルヘッドの再挿入が必要となる）などの工夫もあるが，直腸前壁を打ち抜く形の端側吻合を行う方法もある。

### Q 残存直腸の長さは？

▶残存直腸は血流を考慮して長くなりすぎないようにすべきである。病変の位置，S状結腸の長さによっては，腫瘍から肛門側に10cmの距離を確保してもSudeck point口側となる場合には，岬角で切離する。それでも，残存直腸が長くなり，断端まで自動吻合器が届かなくなる場合がある。直腸を追加切除する方法もあるが，再度直腸間膜処理，直腸切離をしなければならず，また口側が一度切離されていると術野展開が難しくなる。直腸が狭い場合の対応と同様に端側吻合を行う方法が簡便である。ただし，吻合前に残存直腸の口側断端の血流が良好であるかどうかを確認しておく。

### 参考文献


1) 竹政伊知朗，沖田憲司，西舘敏彦，ほか：再確認しよう！ 内視鏡外科の基本手技：体位からデバイスの使用法まで　7. 剥離・授動，リンパ節郭清操作. 消化器外科 2017; 40: 1189-98.
2) 竹政伊知朗：腹腔鏡下大腸癌手術　解剖学に基づいた視野展開について—カウンタートラクション. 臨床外科 2016; 71: 1479-82.
3) Drake RL, Vogl AW, Mitchell AWM: グレイ解剖学　原著第3版, 塩田浩平・秋田恵一監修・監訳, エルゼビア・ジャパン, 2016.


**Column**

**「腹腔鏡下S状結腸切除術は定型化できれば十分？」**

腹腔鏡下S状結腸切除術は，日本内視鏡外科学会技術認定制度の大腸領域における審査術式であり，その合格率は非常に低く難関である。当然ながら，合格するためには定型化した術式を実践することが必須であり，本項では「定型化」に焦点を当てて詳述した。しかしながら，定型化と同様に手術操作の「円滑さ」という要素もきわめて重要であると感じる。鉗子で組織を把持する際に，鉗子を開く or 閉じる，というデジタルな動きでは組織を確実に把持することはできない。鉗子をジワーッと閉じ，組織が少しずつ挟まれていく変化を見ながら，鉗子を組織に当てる強度を調節し，最後に組織の急所をとらえる，という感覚を大切にしている。組織を離す際も，パッと離して組織が重力に従ってボトッと落ちる光景は美しくない。優しく，そろりと置くように組織を離すほうが優雅である。両手鉗子を協調して動かして小気味良く手術を進めることも大切である。腹腔鏡下S状結腸切除術を執刀する際には「定型化（サイエンス）」だけではなく，鉗子操作一手一手を大切にして「円滑さ（アート）」の技術向上も達成できるよう，徹底的にイメージトレーニングしてから手術に臨むべきである。この心構えを持ち続けることは達人への近道である。

# 直腸

- ◉ 腹腔鏡下低位前方切除術
- ◉ 腹会陰式直腸切断術の会陰操作
- ◉ 側方リンパ節郭清

# 腹腔鏡下低位前方切除術

**塚本俊輔**　国立がん研究センター中央病院大腸外科
**絹笠祐介**　東京医科歯科大学大学院消化管外科学分野

## 手術手技マスターのポイント

1. 腫瘍の完全切除と機能温存を両立するために，基本の切除ラインは自律神経を温存するよう設定して，腫瘍の局在と進行度に応じて外側の剥離層を選択する。
2. 骨盤内の手術では骨盤壁側にはスペースがないために，術者が壁側を牽引しても緊張がかかりにくい。直腸をフリースペースへ向けて牽引することにより，その対側の固定された後腹膜もしくは骨盤壁側の組織との間の剥離層が明瞭となる。
3. 切除すべき直腸間膜脂肪は黄色であり，温存すべき骨盤壁側の組織はやや白色がかっているため，この色調の違いを見極めて手術を進める。

### 略語一覧

- DST：double stapling technique，二重器械吻合法
- TME：total mesorectal excision，直腸間膜全切除
- TSME：tumor-specific mesorectal excision，腫瘍の位置に応じた直腸間膜部分切除

## I　手術を始める前に

### 1．手術の適応（臨床判断）

#### (1) 適応となる場合

- 腫瘍が他臓器へ浸潤しておらず，他臓器を合併切除しなくても直腸癌の根治が得られる場合。
- 腫瘍の肛門側に距離が十分に確保でき，直腸の切離を行っても器械吻合（DST）が可能である場合。

#### (2) 適応としない場合

- 広範囲に他臓器へ浸潤しており，骨盤内臓全摘術等が必要となる場合。
- 腫瘍が肛門側に近く，十分な肛門側腸管断端の確保のためには括約筋間直腸切除術もしくは直腸切断術が必要となる場合。

## 2. 手術時の体位と機器

- 腹腔内操作：砕石位をとり，右下斜位，頭低位として重力を利用して小腸を右上腹部へ収納する。術者とスコピストは患者の右側に，助手は脚間に立ち患者左側のモニターを見る（**図 1a**）。
- 骨盤内操作：右下斜位を解除し，頭低位のみとして小腸を上腹部へ収納する。術者とスコピストは患者の右側のまま，助手は患者左側に移動しモニターを脚側に動かす（**図 1b**）。
- 使用機器：30°斜視腹腔鏡カメラ，腹腔鏡鉗子（クローチェ型鉗子，波型鉗子またはドゥベーキー型鉗子，メリーランド型鉗子，アンビル把持鉗子），ヘラ型電気メス，超音波凝固切開装置，先端で凝固が可能な送水吸引管，腹腔鏡用血管クリップ。

**図 1 体位**

a. 腹腔内操作の位置
b. 骨盤内操作の位置

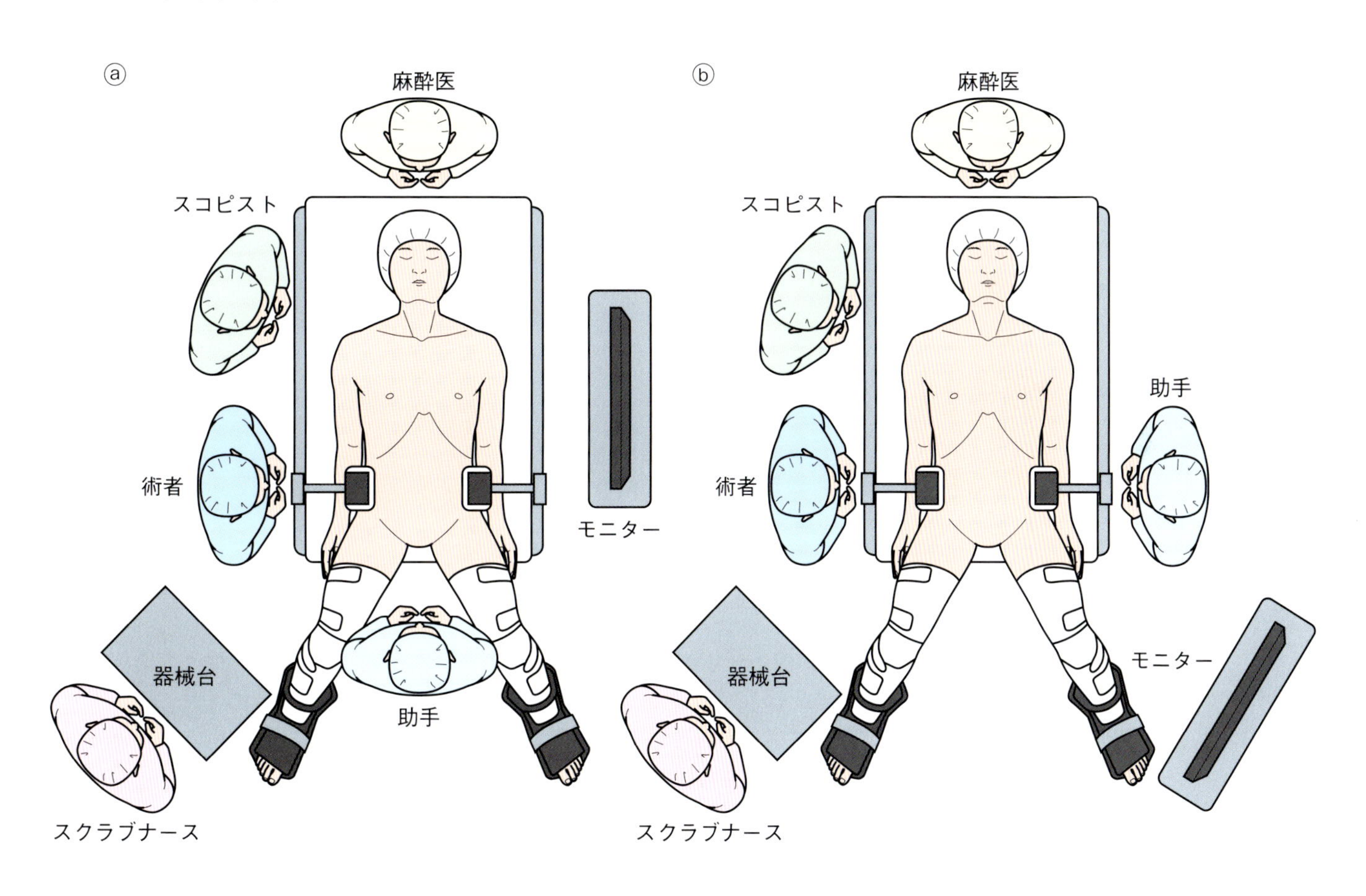

## 3. 腹壁創（図 2）

●臍部に 12mm のバルーン付きカメラ用トロッカー，右下腹部に 12mm トロッカー，右上腹部，左下腹部，左上腹部に 5mm トロッカーを留置する。標本摘出時には臍部に小開腹を置く。

●右下腹部の 12mm トロッカーは尾側やや正中寄りに配置することにより遠位直腸切離が行いやすくなる。

**図 2　腹壁創**

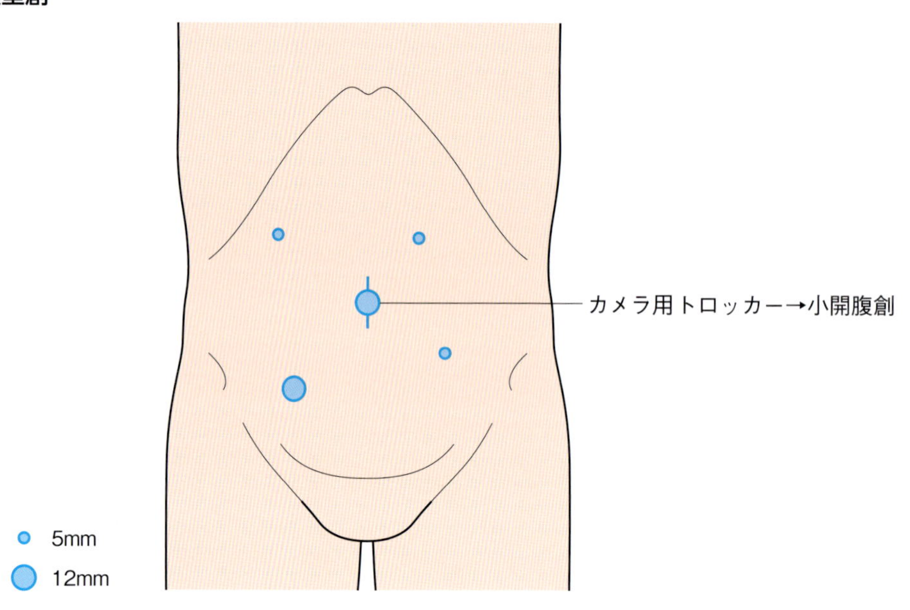


## 4. 周術期のポイント

### (1) 術前

●腫瘍による腸管狭窄がない場合は，術前日にラキソベロン® の内服による腸管前処置を行う。

●腫瘍による腸管狭窄を認める場合にはラキソベロン® のような刺激性下剤の内服により，腸管内圧上昇に伴う閉塞性腸炎を引き起こすことがある。そのため早期の入院管理として，絶食とともに酸化マグネシウムの内服により腸管内残便を減少させる。

### (2) 術後

●吻合部の保護のために腸管内圧の上昇を防ぐ必要があるため，経肛門ドレーンを術後 4 病日まで留置する。吻合部に留置したドレーンは術後 5 病日に抜去する。

●水分摂取は術後 3 病日から開始し，食事は術後 4 病日から開始する。通常は術後 7 病日に退院としている。

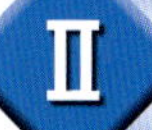

# 手術を始めよう—手術手技のインデックス！

## 1. 手術手順の注意点

- 標準的な手術手順を次ページに示す。
- 直腸授動は，剥離層のわかりやすい順に後壁，前壁，側壁の順に行う。しかし後壁授動の際に一気に肛門管近辺まで授動を行おうとすると，腹膜などが突っ張って組織の緊張が逃げてしまい，途中で緊張が不十分となる。緊張が不十分となったまま剥離を続けると剥離層がわからなくなるために，直腸への緊張が不十分となった際には早めに剥離する面を変えて，常に緊張がかかっている術野で手術操作を行うよう心掛ける。剥離の手順はあくまでも目安であり，緊張が最もかかっている部位で手術操作を行う。

## 2. 実際の手術手順

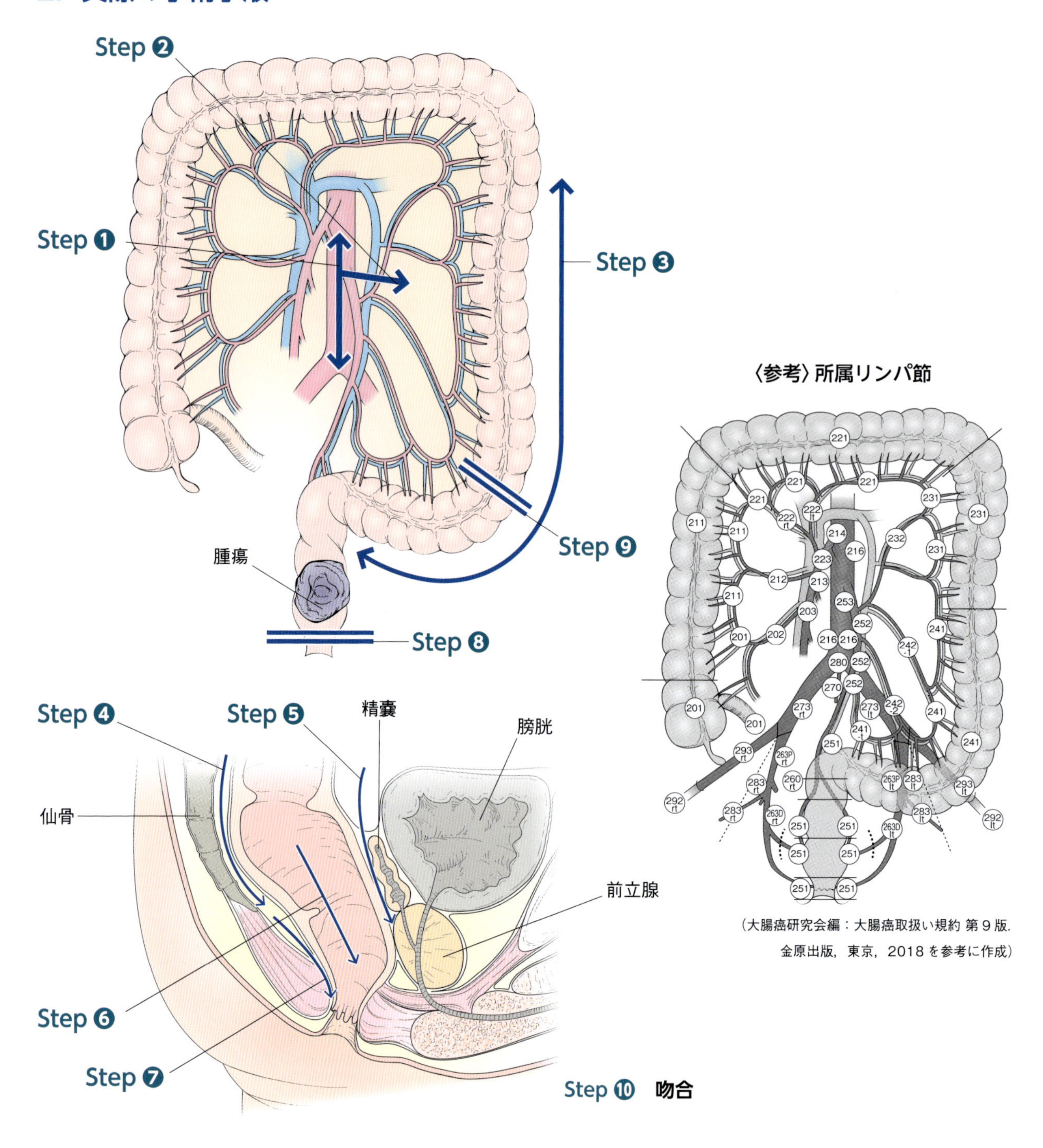


[ Focus は本項にて習得したい手技（後述）]

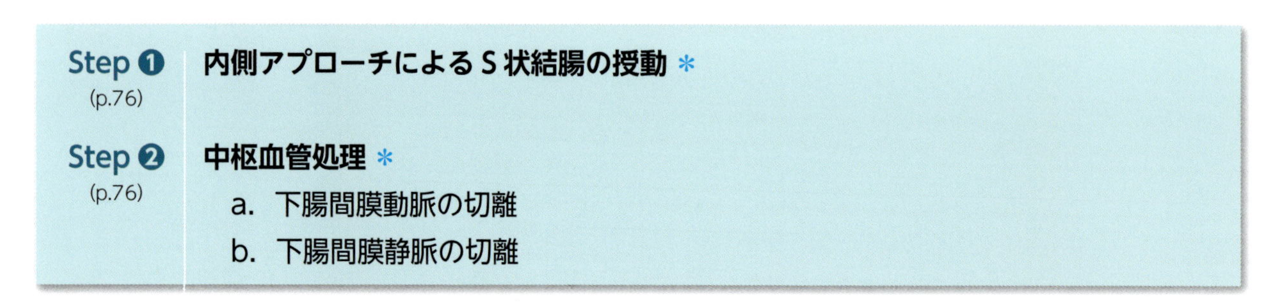

**Step ❶** (p.76) **内側アプローチによるS状結腸の授動** ＊

**Step ❷** (p.76) **中枢血管処理** ＊

a. 下腸間膜動脈の切離

b. 下腸間膜静脈の切離

c. 左結腸動脈の切離

**Step ❸** (p.76)　**外側の腹膜切開とS状結腸の授動** ＊

**Step ❹** (p.77)　**腹膜翻転部までの直腸授動（図A）** Focus 1

a. 直腸後腔の剥離
b. Douglas窩までの腹膜切開

**Step ❺** (p.80)　**下部直腸前壁の授動** Focus 2

a. Douglas窩の腹膜切開
b. Denonvilliers筋膜を温存した直腸剥離

**Step ❻** (p.83)　**直腸側壁の授動（図B）** Focus 3

a. 自律神経と直腸間膜の剥離
b. 自律神経より肛門側の直腸剥離

**Step ❼** (p.85)　**肛門管近傍の授動（図C）** Focus 4

a. 肛門管後側壁の授動
b. 後方靭帯の切離
c. 肛門管前壁の剥離

**Step ❽** (p.88)　**腸間膜の処理と直腸切離** Focus 5

a. 直腸間膜処理
b. 直腸洗浄
c. リニアステープラーによる直腸切離

**Step ❾** (p.90)　**小開腹と標本摘出** ＊

a. 臍部での小開腹
b. 口側腸管を体外へ挙上
c. 腸間膜を処理して標本摘出

**Step ❿** (p.90)　**吻合** ＊

a. 再気腹
b. DSTによる吻合

＊ここでは簡単に手技のコツ（Knack）を示します。

A：腹膜翻転部までの直腸授動

B：直腸側壁の授動

C：肛門管近傍の授動

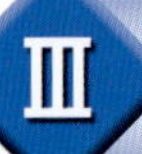

## Ⅲ 手技をマスターしよう！

Step ❶

### Knack 内側アプローチによるS状結腸の授動

● 下腸間膜動脈の右側の腹膜を切開して，結腸間膜と後腹膜を剥離する。光沢のある結腸間膜を確認しつつ，後腹膜側に自律神経を落としていく。

Step ❷

### Knack 中枢血管処理

a. 下腸間膜動脈の切離 /b. 下腸間膜静脈の切離 /c. 左結腸動脈の切離

● 下腸間膜動脈の根部付近で血管鞘を切開して，動脈壁を露出しクリッピングして切離する。下腸間膜動脈切離後にさらに結腸間膜の背側の剥離を十分に行い，同レベルで下腸間膜静脈と左結腸静脈の切離を行う。

Step ❸

### Knack 外側の腹膜切開とS状結腸の授動

● SD junction 付近で腹膜を切開して内側アプローチの層につなげ，下行結腸の外側を授動する。S状結腸の左側の授動も，連続して肛門側へ行う。

Step ❹

# Focus 1 腹膜翻転部までの直腸授動

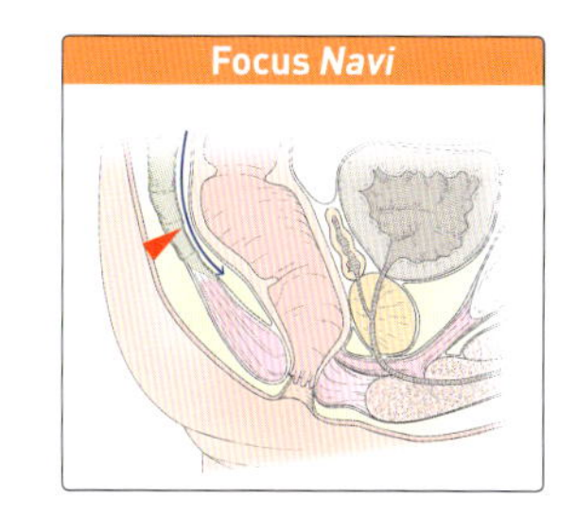




## 1. 手技のスタートとゴール

- 直腸S状部と上部直腸を授動する（図3）。

**図3 腹膜翻転部までの直腸授動**

a：直腸後壁の授動開始
b：腹膜翻転部までの腹膜切開

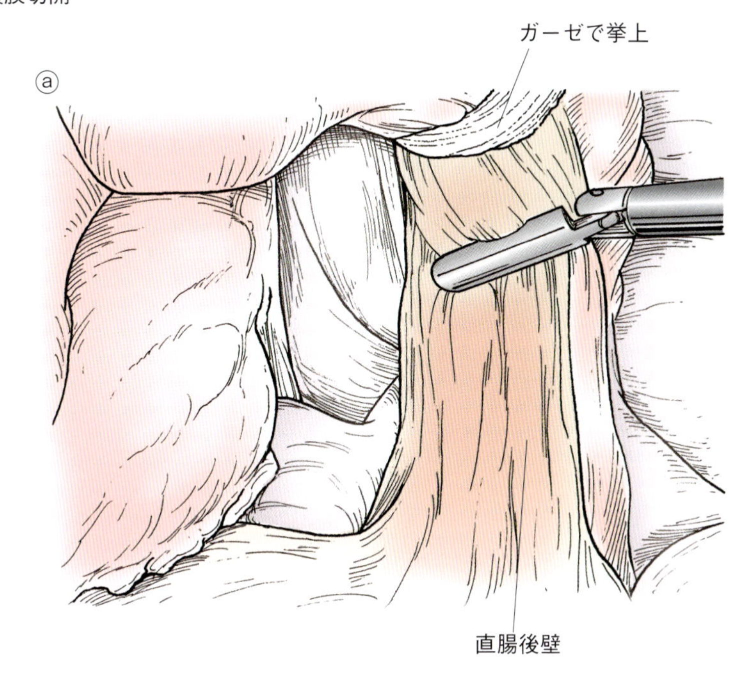


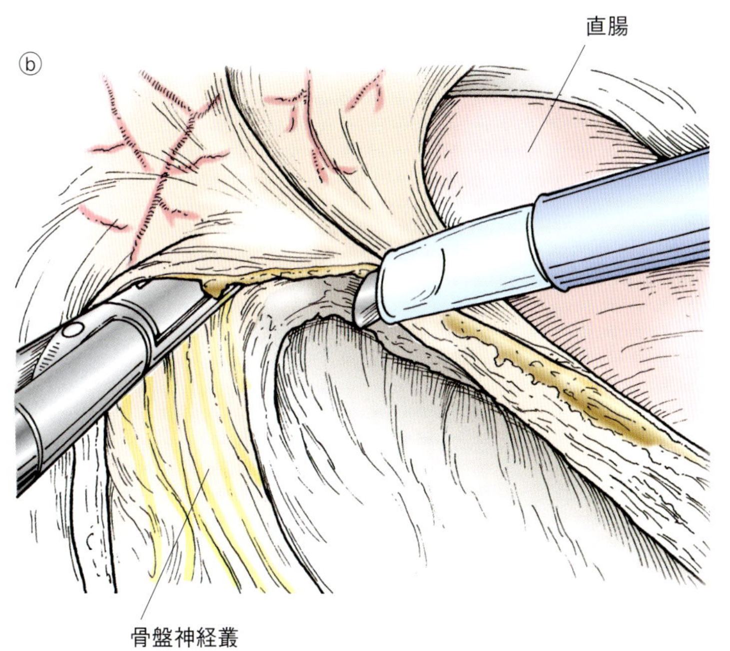


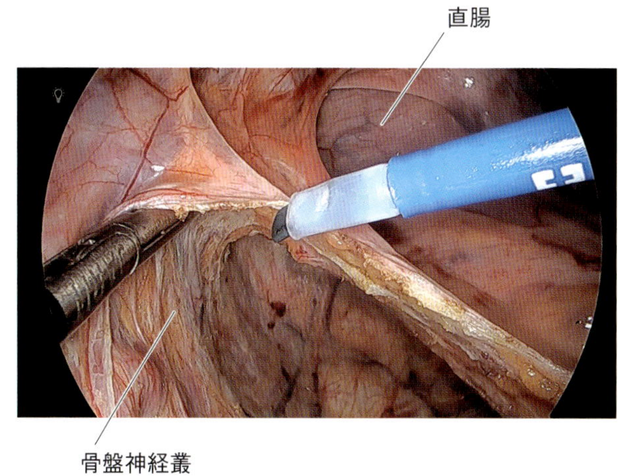

## 2. 手技の習得

◉ **手技の概要**

岬角から直腸後腔の剥離を肛門側へ進める。剥離が進むと左右の腹膜が突っ張ってくるため，緊張がかけにくくなった時点で後腔の剥離を中断して直腸の左右の腹膜を腹膜翻転部手前まで切開する（動画1）。

◉ **手技習得のポイント**

(1) 安定した術野をつくるためには，直腸の直線化が重要であり，助手が直腸に巻いた腹腔鏡用のガーゼを牽引して直線化する。術者は左手鉗子で直腸をフリースペースに押すようにして剥離面を明らかにする。

(2) 腫瘍の進行度に応じて剥離層を選択する必要がある。原発巣やリンパ節が後壁側の直腸固有筋膜に近接していなければ，左右の下腹神経を温存するために直腸固有筋膜と下腹神経前筋膜の間の層を剥離する。

動画1

（動画時間 02：24）

## 3. アセスメント

### Q 術野形成はどのように行うのか？

▶腹腔鏡用のガーゼを直腸に巻き，助手が左下のトロッカーから挿入した左手鉗子でこのガーゼを把持して，直腸を骨盤から引き抜くイメージで牽引する。この形を基本型にして，直腸を直線化する（**図4**）。

▶直腸後壁：助手が直腸を膀胱側へと倒して，直腸後腔を広く展開する。右手鉗子をS状結腸から直腸S状部の間膜の背側に入れ，間膜全体を押し上げるようにする。術者は左手鉗子で直腸を腹側へ押すようトラクションをかける。

▶直腸左壁：助手が直腸をやや右側へと倒して，直腸左側を広く展開する。助手の右手鉗子は左壁側を把持して，術者の左手は直腸をフリースペースに押すようにしてカウンタートラクションをかける。

▶直腸右壁：助手が直腸をやや左側へと倒して，直腸右側を広く展開する。左壁側の操作と違い，助手が右手鉗子で直腸をフリースペースに押して術者の左手鉗子は右壁側を把持するようにしてカウンタートラクションをかける。

**図4 ガーゼを使用した直腸の直線化**

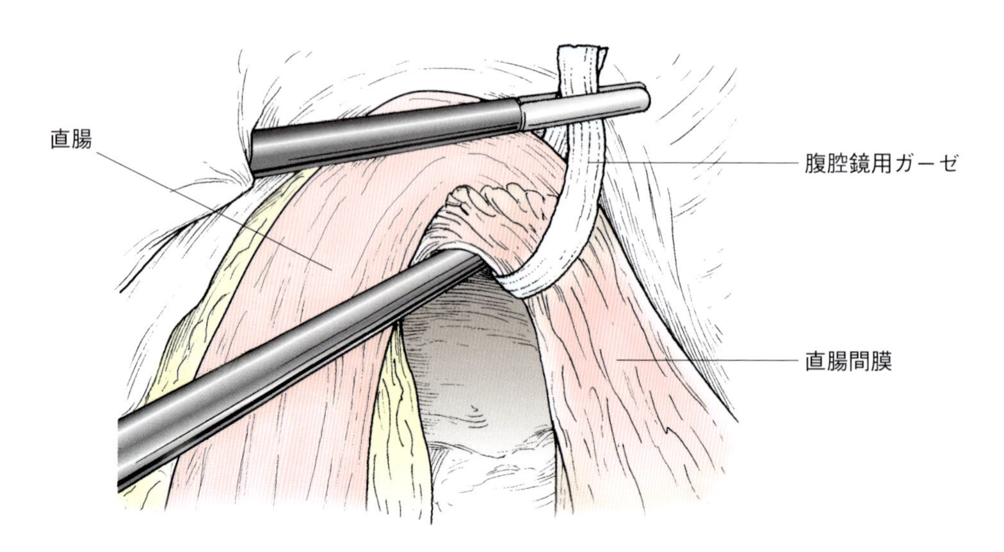

## Q 剥離層はどこに設定するのか？

▶基本的には左右の下腹神経を包んでいる膜ごと温存するために，直腸固有筋膜と下腹神経前筋膜の間を剥離層とする（図5）。

▶原発巣や転移リンパ節が直腸固有筋膜に接している場合は，マージンを確保するために下腹神経前筋膜を切除する層とする。

## Q 腹膜の切除範囲は？

▶術後イレウスの発症なども考慮して，腹膜の切除範囲は必要十分な範囲に留めることが望ましい。

▶直腸後腔剥離後に左右の授動を行うと，黄色がかった直腸間膜の組織と白色がかった壁側の組織が明瞭に区別できるため，その境界で腹膜を切開していく。

**図5** 直腸固有筋膜と下腹神経前筋膜の間の剥離

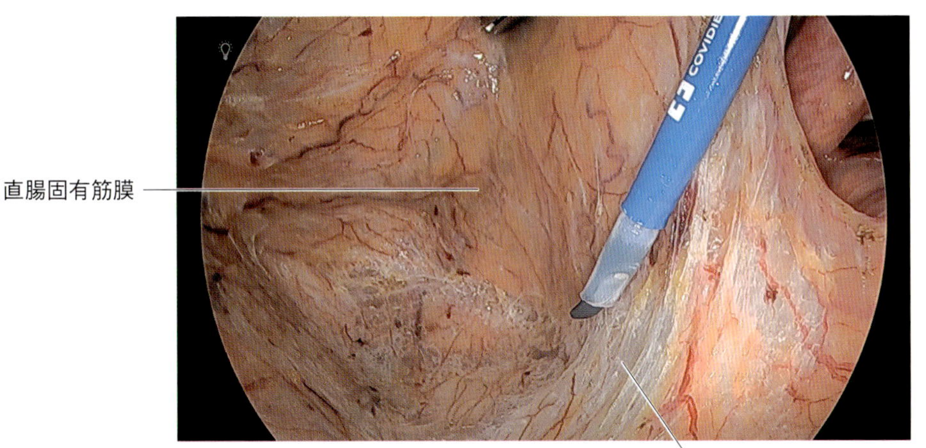

Step ❺

# Focus 2 下部直腸前壁の授動

## 1. 手技のスタートとゴール

●腹膜翻転部以下の直腸前壁の剥離を終了する(図6)。

Focus Navi

**図6 下部直腸前壁の授動**

a：Douglas 窩の腹膜切開

b：直腸前壁の剥離が終了

ⓐ

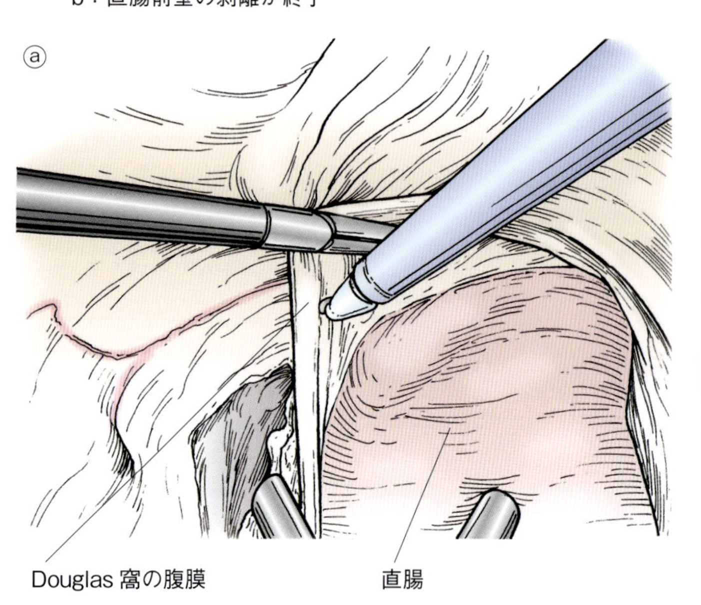


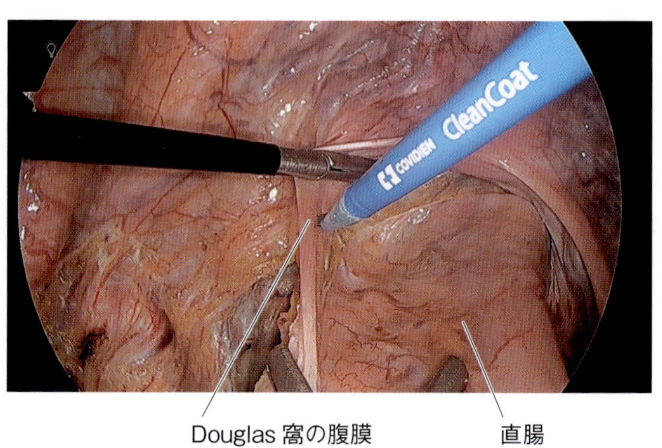


ⓑ

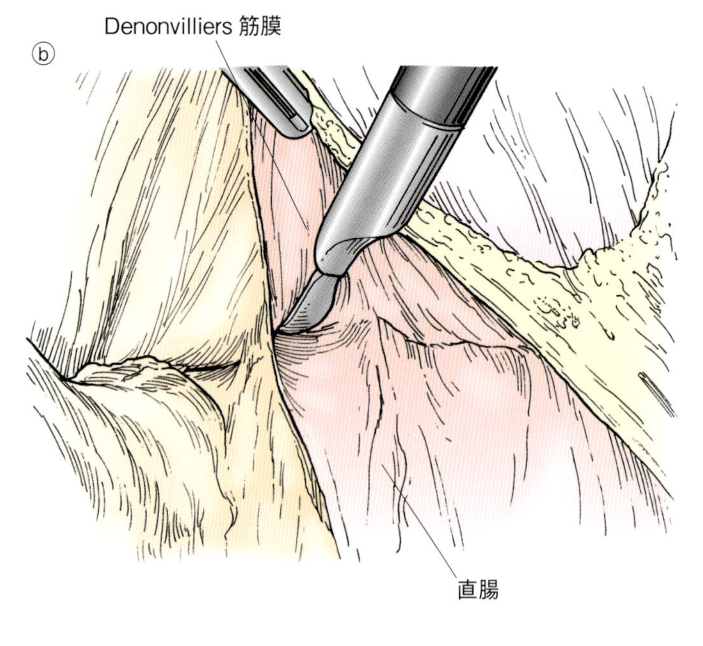


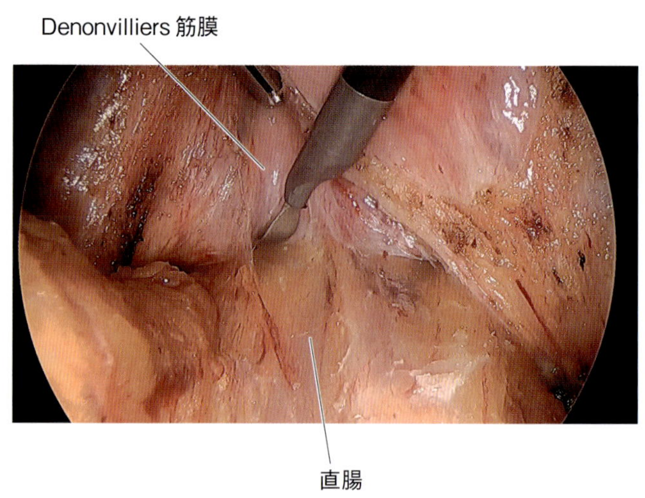

## 2. 手技の習得

**◉ 手技の概要**

Douglas 窩の最深部で腹膜を切開して，腹膜翻転部以下の直腸前壁を泌尿生殖器から剥離していく（▶ 2）。

**◉ 手技習得のポイント**

(1) Douglas 窩の腹膜切開を行うことにより，下部直腸の前壁剥離を開始する。腹膜切開を最深部で行うことにより，Denonvilliers 筋膜を温存する剥離層につながる。

(2) Denonvilliers 筋膜を温存する層で肛門側へ剥離を進めるが，常に白色がかった Denonvilliers 筋膜を腹側に見ながら剥離操作を進めることにより，剥離層を迷うことがなくなる。

▶ 2

（動画時間 01：49）

## 3. アセスメント

### Q 術野形成はどのように行うのか？

▶前壁授動に先立って，男性であれば Douglas 窩前壁の腹膜，女性であれば子宮に針糸をかけて吊り上げておく（図 7）。

▶助手は左手鉗子で直腸に巻いたガーゼを牽引しつつ，右手鉗子で泌尿生殖器を腹側へ押し上げる。

▶術者は左手で直腸を背側に押し下げることによりカウンタートラクションをかける。

**図 7 腹膜の吊り上げ**

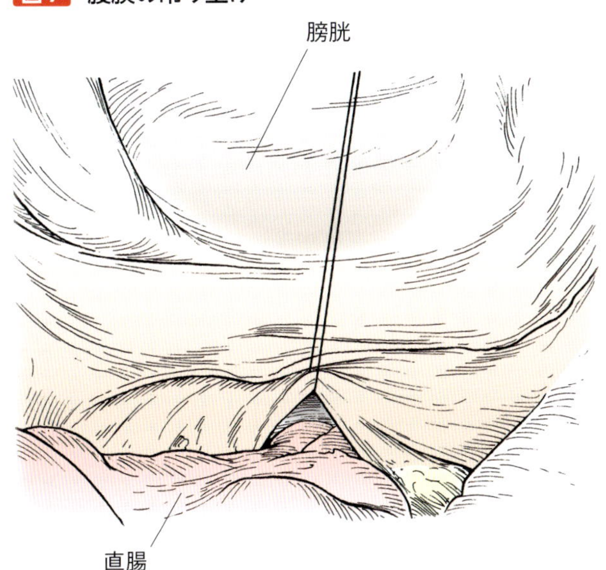


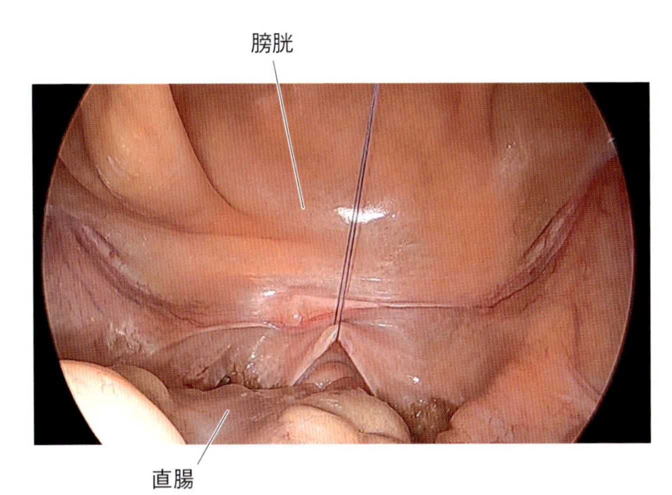

## Q 剥離層の選択のコツは？

▶左右の骨盤神経叢から末梢へ走行する自律神経の泌尿生殖枝を温存するために，Denonvilliers 筋膜の背側を剥離層とする。この層には血管はほとんど存在しないために，まず出血は認めない。

▶Denonvilliers 筋膜の背側の層での剥離は直腸間膜へ切り込むことに注意が必要であるが，常に Denonvilliers 筋膜を腹側に認識しつつ剥離することで適切な剥離層を維持できる。

▶腫瘍が前壁側に存在してマージン不足が懸念される際には Denonvilliers 筋膜も切除する。Denonvilliers 筋膜の腹側には小血管が分布しているため，この層を選択した場合はこまめに止血しながら剥離操作を行う必要がある。

Step ❻

# Focus 3 直腸側壁の授動

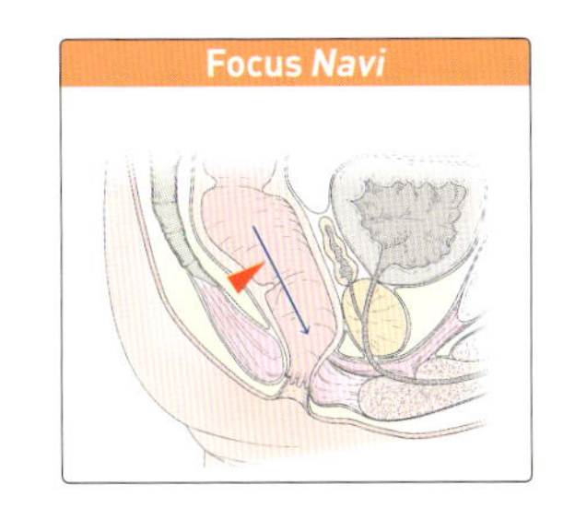




## 1. 手技のスタートとゴール

●肛門挙筋筋膜を温存しつつ肛門管近傍まで直腸側壁の剥離を行う（図8）。

**図8 直腸側壁の授動**

a：骨盤神経叢と直腸固有筋膜の間の剥離
b：肛門管近傍の疎性結合組織の切開
側壁の剥離を進め，肛門管近くの疎性結合組織を切開する。

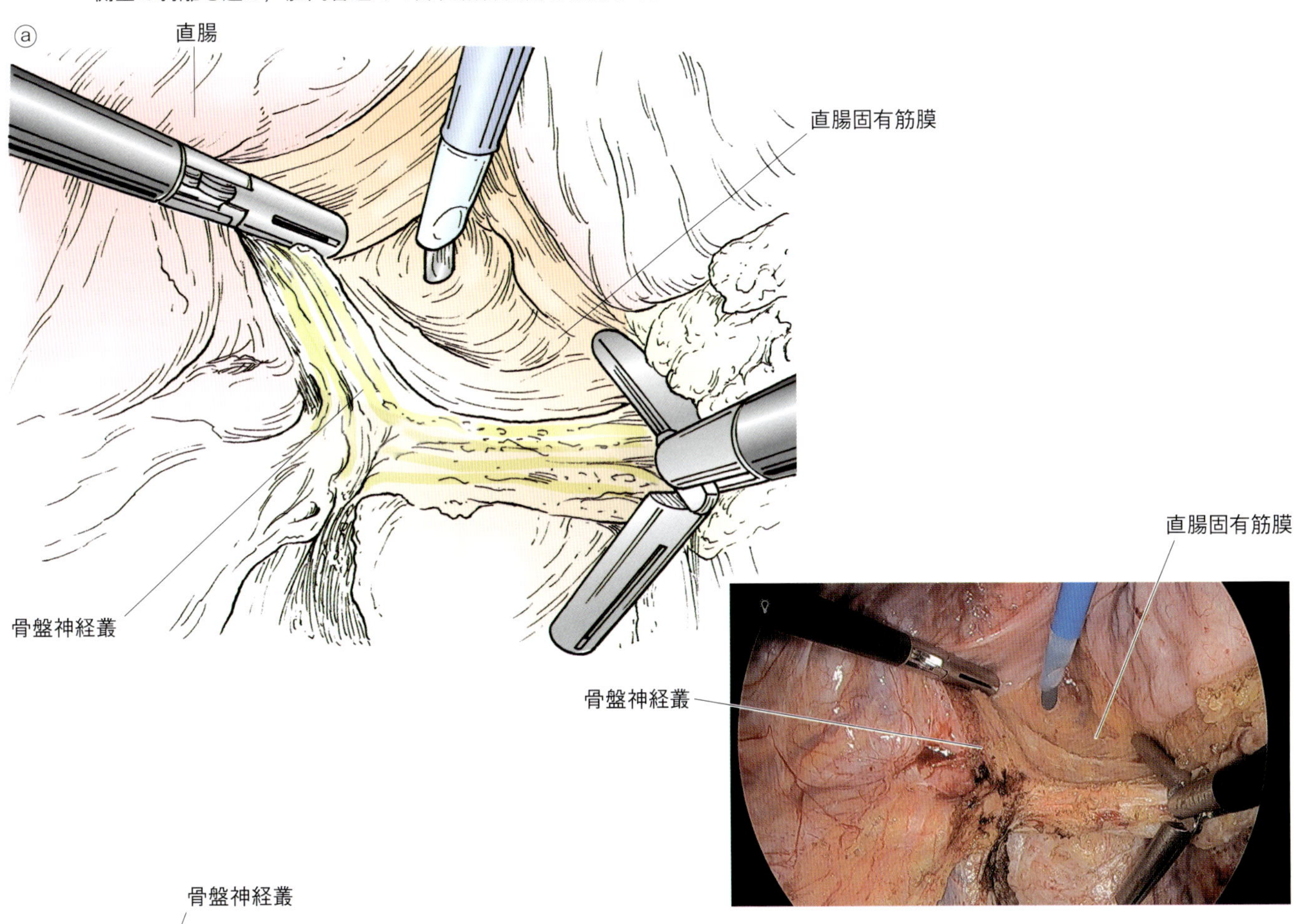


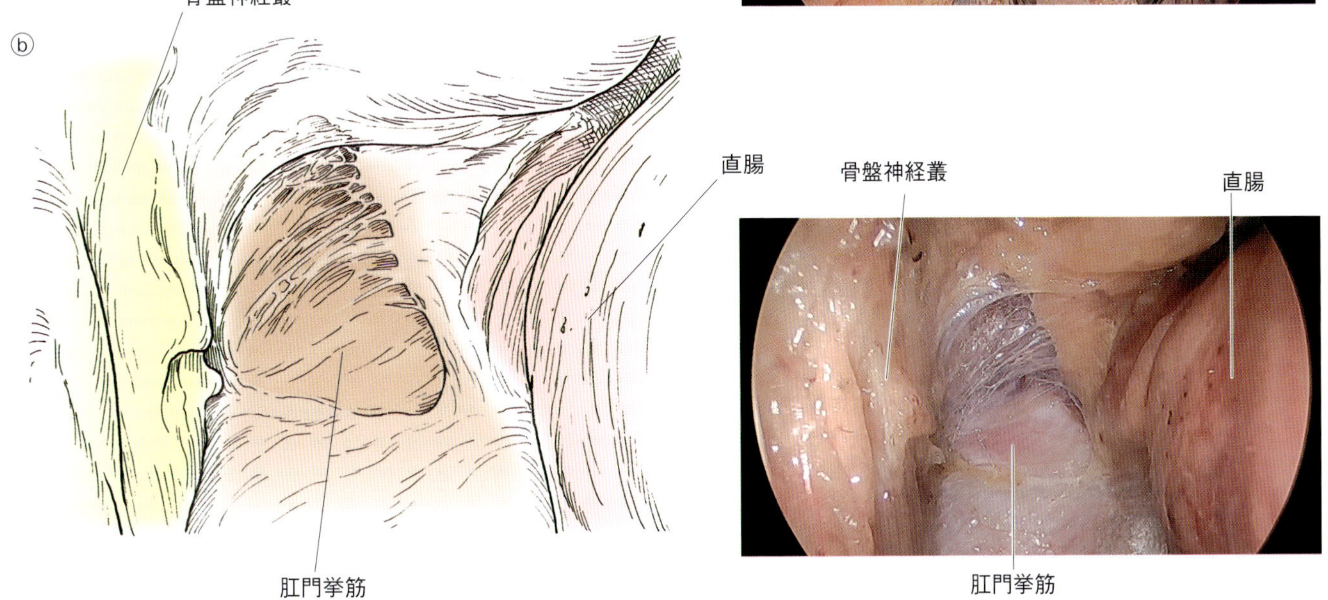

## 2. 手技の習得

◉ **手技の概要**

腹膜翻転部より肛門側の下部直腸の側壁を骨盤神経叢から剥離していく。骨盤神経叢より肛門側は肛門挙筋筋膜を温存するように剥離を行い，肛門管の上縁に至る（3）。

◉ **手技習得のポイント**

(1) 腹膜翻転部直下の直腸側壁では，骨盤神経叢が直腸に密着しているために剥離の際に熱損傷を受けやすく，神経損傷を起こすと術後の排尿・性機能障害をきたす場合がある。また，この部位は自律神経の直腸枝上群と中直腸動静脈が走行しているために，意識して鋭的に切離する必要がある。神経損傷を避けるためには，直腸に強く緊張をかけて神経線維を確認しながら鋭的に剥離を行う。

(2) 骨盤神経叢より肛門側では，直腸周囲は下腹神経前筋膜を介して肛門挙筋筋膜に隣接する。そのため，下腹神経前筋膜を切開していくと肛門管近傍へ至る。

3

（動画時間 02：02）

## 3. アセスメント

### Q 骨盤神経叢と直腸の間の剥離層を見極めるコツは？

▶骨盤神経叢と接している直腸側壁では，骨盤神経叢の直腸枝と直腸間膜内へ分布する脈管が存在しているため，層構造が消失しており剥離層がわかりにくい。

▶以前の操作で後壁と前壁が剥離されているために直腸の輪郭がわかるようになっている。術者が左手鉗子で直腸に強く緊張をかけて直腸の輪郭に沿って剥離を行うと，骨盤神経叢が直腸側に牽引されているのが認識でき，剥離層が明らかとなる。

### Q 神経損傷を避けるコツは？

▶直腸側壁と骨盤神経叢の間を剥離する際には電気メスを使用するが，骨盤神経叢になるべく熱が伝わらないことが望ましい。組織に緊張がかかっていないと，骨盤神経叢へ熱が伝わる。

▶剥離の際には意識して直腸を強めに牽引し，白色の骨盤神経叢を認識しながら電気メスで鋭的に骨盤神経叢の内側の直腸枝を切離する。

### Q 肛門挙筋上の剥離の層は？

▶骨盤神経叢の肛門側でも，直腸固有筋膜，下腹神経前筋膜，壁側骨盤筋膜が網目のような疎性結合組織として存在する。この疎性結合組織は直腸を適切に牽引すると，非常に幅の広い組織として認識される。

▶直腸固有筋膜に沿って剥離すると，肛門管上縁まで肛門挙筋は露出せず，深い層で剥離を行うと，壁側骨盤筋膜（肛門挙筋筋膜）が露出する。

Step ❼

# Focus 4 肛門管近傍の授動

Focus Navi

## 1. 手技のスタートとゴール

● 内外括約筋間を全周性に剥離する（図 9）。

**図 9 肛門管近傍の授動**

a：肛門管の後側壁
肛門管の後側壁より肛門挙筋筋膜を切開する。

b：内外括約筋間の全周剥離
内外括約筋間の剥離が全周性に終了した。

ⓐ

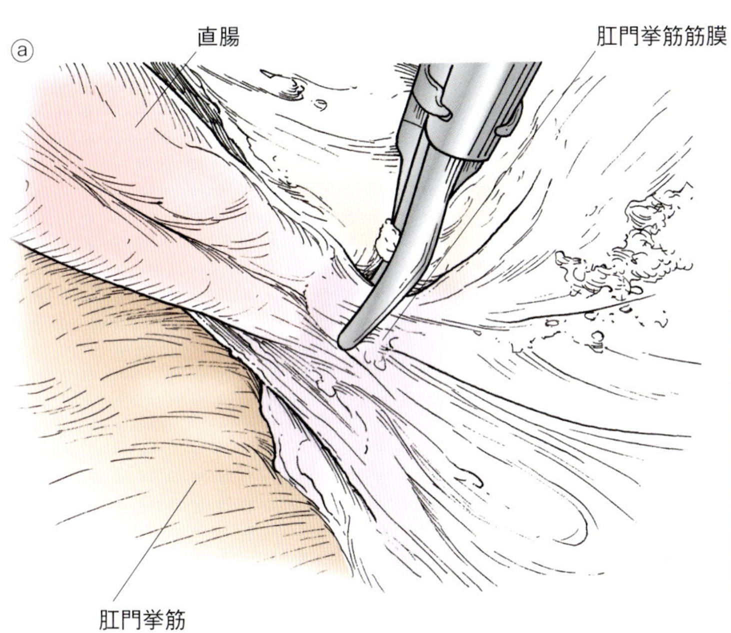


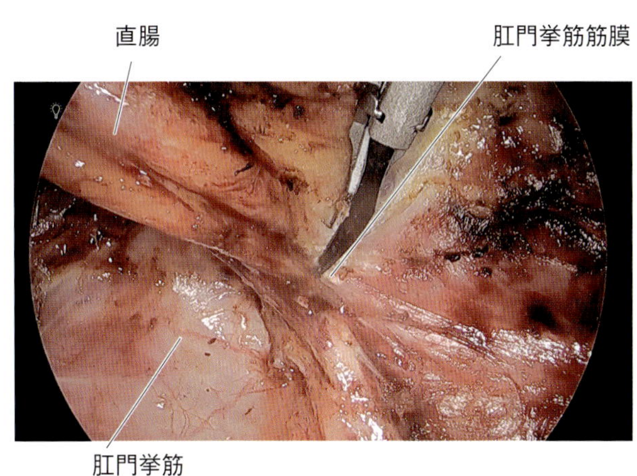


ⓑ

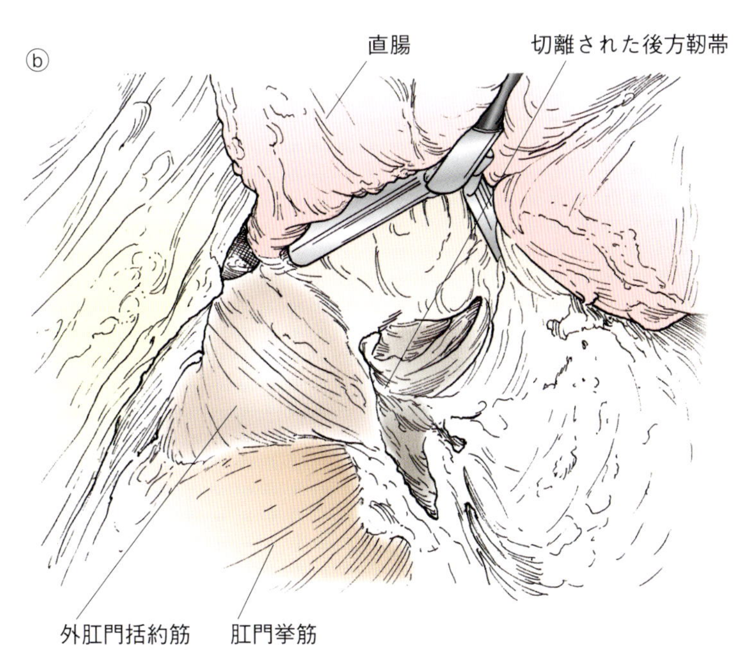


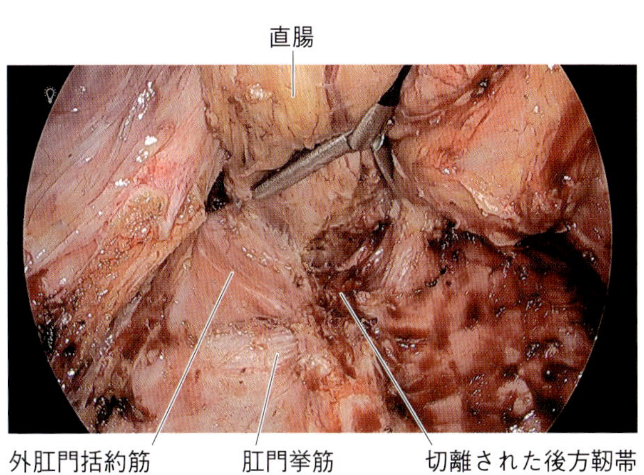

## 2. 手技の習得

**◉ 手技の概要**

直腸間膜全切除（TME）を行う場合は，直腸の授動は肛門管上縁までの剥離で十分である。腫瘍の位置が肛門管に近接しており超低位前方切除術を行う際には，内外括約筋間の剥離が必要となる（▮◂ 4）。

**◉ 手技習得のポイント**

(1) 肛門管内の剥離を行う際には，肛門挙筋筋膜を鋭的に切開して，内外括約筋間に到達する必要がある。この際には括約筋間に十分にスペースをつくるために，術者の左手鉗子が直腸を圧排している場合は助手の右手鉗子で肛門挙筋を牽引する。

(2) 肛門管の近傍の直腸の 2 時方向と 10 時方向には，自律神経の直腸枝下群とそれに伴走する血管が分布するため，電気メスのみでは出血することがある。そのため，超音波凝固切開装置で止血しながら切開を進める。

▮◂ 4

（動画時間 03：00）

## 3. アセスメント

### Q 肛門管内へのアプローチはどのような順序で行うか？

▶肛門管上縁は直腸に恥骨直腸筋が巻き付くことにより形成されているが，その癒着は後側方が最も疎である。そのため後側方の肛門挙筋筋膜を切開し，括約筋間を剥離する。この操作を行うことにより後方靭帯が明らかとなる。

▶後方靭帯は直腸最下部背側の索状構造で，①肛門尾骨靭帯に相当，② Hiatal Ligament の一部，③ recto-coccygeal muscle など諸説がある。

▶後方靭帯の中には血管が含まれており，出血を避けるために超音波凝固切開装置で切開する。

▶直腸の 2 時方向と 10 時方向を剥離するが，小血管を認める場合が多いために超音波凝固切開装置を使用する。

▶最後に前壁の剥離を行うが，特に女性の場合は直腸を牽引することにより腟壁が手前に引き出されて剥離しやすくなる。

## Q 術野形成はどのように行うのか？

▶可能な限り，術者が左手鉗子で直腸を圧排して，その対側の肛門挙筋を助手が把持してカウンタートラクションをかけるようにする（**図10**）。

▶肛門管の右壁の操作では鉗子がクロスすることを避けるために，助手が直腸を圧排して，術者が肛門挙筋を牽引して緊張をかける。

**図10** 括約筋間のカウンタートラクション

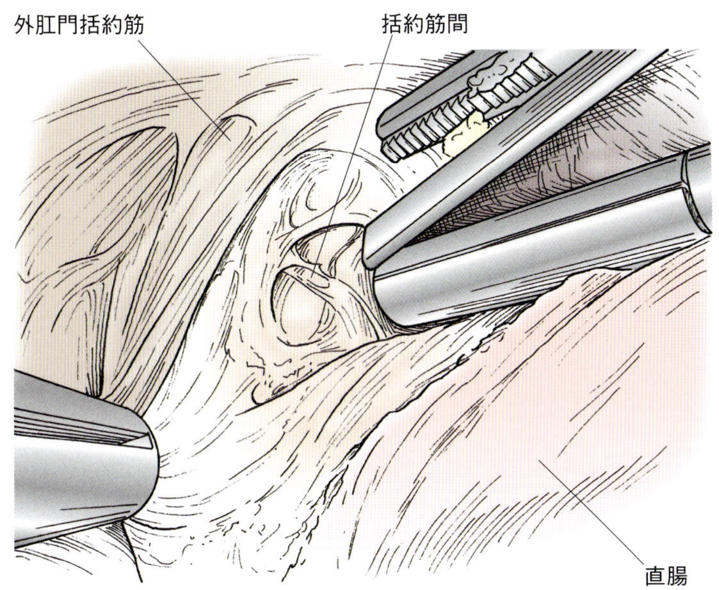

Step ❽

# Focus 5 腸間膜の処理と直腸切離

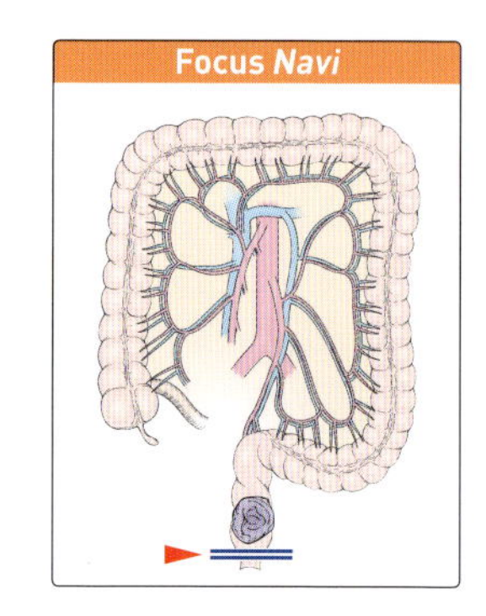


## 1. 手技のスタートとゴール

●直腸間膜を全周性に切開し，直腸遠位側をリニアステープラーで切離する（**図11**）。

**図11 腸間膜の処理と直腸切離**

a：直腸左前壁での直腸間膜切開
　直腸の左前壁で直腸間膜を切開する。
b：遠位直腸の切離
　リニアステープラーで遠位直腸を切離する。

ⓐ

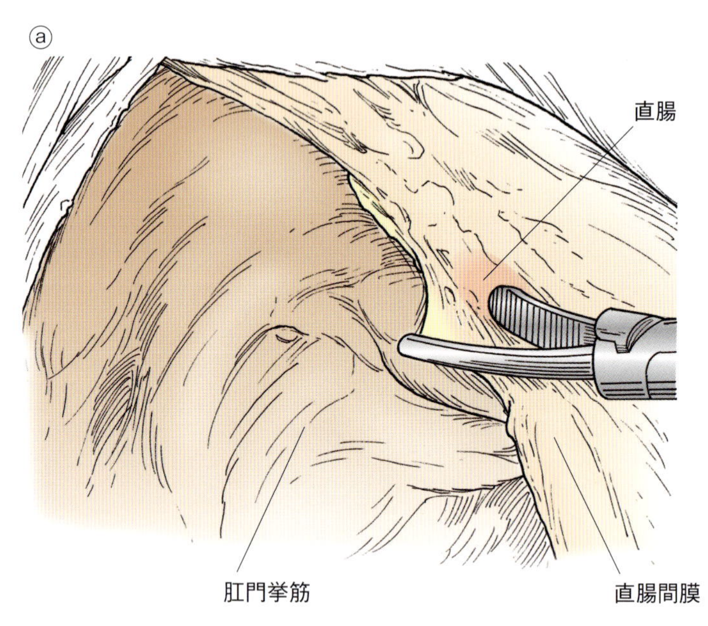


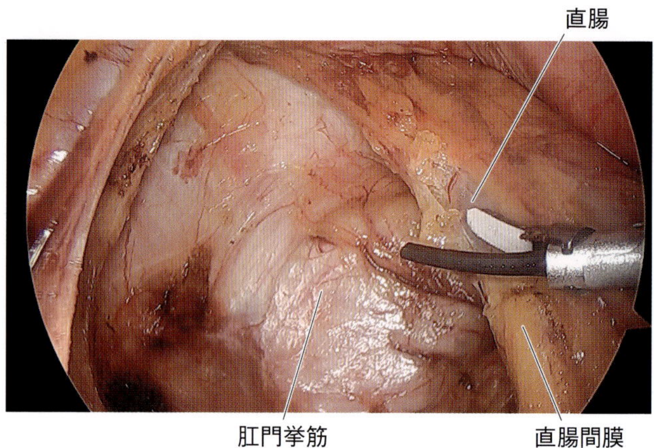


ⓑ

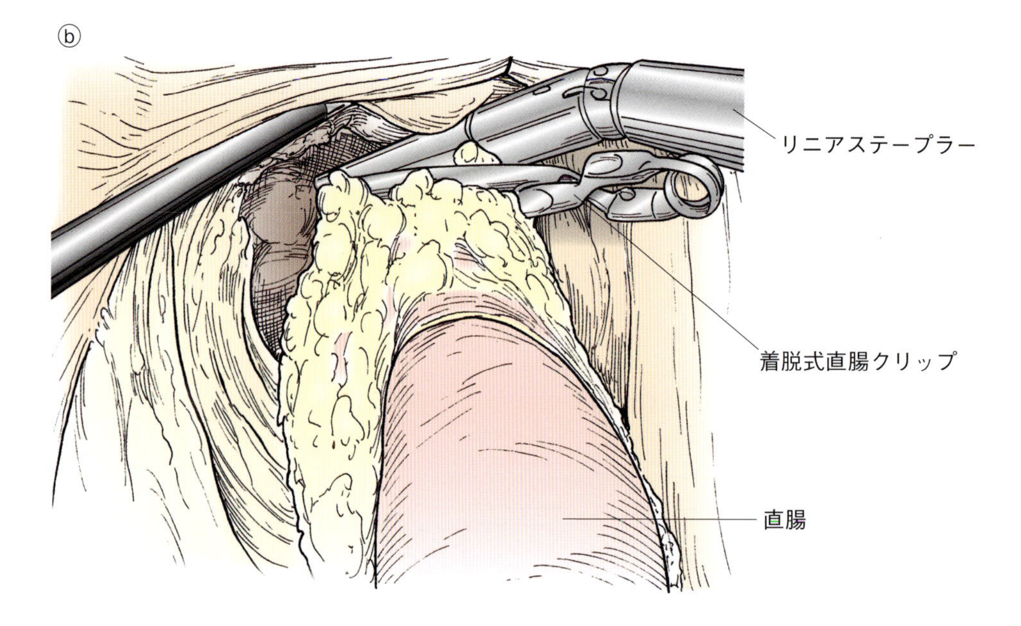

## 2. 手技の習得

**◉ 手技の概要**

TMEであれば直腸間膜の処理は必要ないが，直腸間膜切除（TSME）であれば全周性に直腸間膜を処理する。腫瘍の肛門側をクランプ後に生理食塩水で肛門から直腸内を洗浄して直腸内腔の腫瘍細胞を減らす。リニアステープラーを使用して直腸遠位側を離断する。

**◉ 手技習得のポイント**

(1) 直腸切離の際の出血を防ぐために，腸間膜の処理の際には直腸間膜を完全に切離して直腸筋層の表面を露出する。まずは直腸筋層の表面に到達して一部を露出する。そのまま筋層のすぐ外側へ超音波凝固切開装置のティッシュパッドを差し入れて，間膜を切開していく。

(2) 遠位側直腸は，腸管の長軸に直交した切離を行うことが望ましいために，リニアステープラーは45mmカートリッジを使用して計画的2回切離を行う。

## 3. アセスメント

### Q 直腸間膜処理のコツは？

▶下部直腸の直腸間膜処理の際には，最初に左前壁から側壁の間膜を切開しておく。次に直腸の右壁から最初に切開した左壁を目標として，後壁側の間膜処理を行う（図12）。

▶直腸筋層の損傷を恐れて中途半端に間膜脂肪を残してしまうと，かえって剥離層がわかりづらくなる。そのため，直腸間膜処理は直腸筋層を常に確認しながら行う。

▶直腸間膜を術者の左手鉗子で持ち上げ，直腸筋層と直腸間膜の間に隙間をつくる。そこに超音波凝固切開装置のティッシュパッドを滑り込ませ，直腸間膜を一気に挟んで切離する。

図12 直腸後壁側の間膜処理

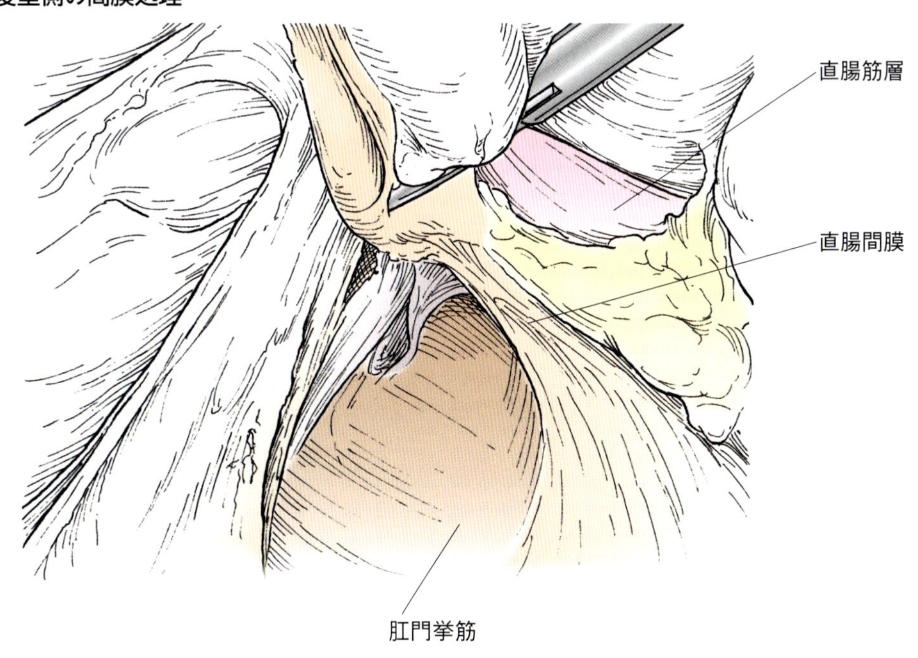

### Q 遠位側直腸離断のコツは？

▶リニアステープラーは45mmカートリッジを2本使用して切離するが，男性で骨盤が狭い症例では45mmでも入れにくいために，最初に30mmカートリッジを使用し，2回目で45mmカートリッジを使用する。

▶後の吻合の際にリニアステープラーの交点を打ち抜く必要があるが，最初の1回で切りすぎてしまうと交点が左端に寄ってしまい打ち抜くのが難しくなる。そのため，1回目はカートリッジの長さの8割くらいを使用する意識で腸管を挟む。

▶助手は直腸が緩まないように，直腸に巻いたガーゼを骨盤より直腸を引き抜く方向へ左手鉗子で牽引する。右手鉗子で前立腺もしくは腟を腹側へ圧排してスペースをつくる。

Step ❾

## Knack 小開腹と標本摘出

a. 臍部での小開腹 /b. 口側腸管を体外へ挙上 /c. 腸間膜を処理して標本摘出

● 臍部に小開腹を置いて，口側腸管を体外へ引き出す。吻合する腸管に血流障害を起こさないように注意しつつ体外で口側腸間膜を処理して，腸管を切離して標本を摘出する。

Step ❿

## Knack 吻合

a. 再気腹 /b. DSTによる吻合

● 再気腹を行い，腹腔内を洗浄して止血を十分に確認する。肛門より自動吻合器を挿入して，再建腸管にねじれがないように注意しつつDSTで吻合する。ドレーンを吻合部の背側に留置して，トロッカーを抜去して手術を終了する。

# Ⅳ トラブル・シューティング！

●腹腔鏡下低位前方切除術におけるトラブル・シューティングとしては，①術中出血，②直腸間膜損傷，自律神経損傷がある。

## 1. 術中出血

### Q 術中出血の好発部位はどこか？

▶直腸後壁の剥離の際に，剥離層が仙骨側に寄りすぎると正中仙骨静脈などの仙骨前面の静脈を損傷する。

▶左右の中直腸動静脈は骨盤神経叢と直腸固有筋膜を貫いて直腸間膜内に分布するため，直腸側壁剥離の際に出血をきたすことがある。

▶肛門挙筋筋膜の表面に自律神経の直腸枝下群に沿った小血管があり，TMEの最終地点で出血をきたすことがある。

### Q 術中出血の予防法は？

▶直腸後腔剥離の際に，背側へ迷入することを避ける。直腸後腔の疎性結合組織の背側を切開していくと仙骨へ近付いてしまうために，腹側（直腸側）を切開する。

▶腹腔鏡下低位前方切除術はほとんどの剥離操作が電気メスで可能であるが，骨盤神経叢の内側や肛門挙筋筋膜の表面に小血管を認めた場合は，超音波凝固切開装置を使用する。

### Q 術中出血時の対応は？

▶仙骨前面からの静脈性の出血は急激であり，まずはガーゼで出血点周囲を圧迫する。静脈損傷が小範囲の場合はこれでコントロールできることも多い。ガーゼ圧迫でコントロールできない場合は，送水吸引管で吸引して出血点を明らかにし，同時にソフト凝固で出血点を凝固する。

▶中直腸動静脈や直腸枝下群に沿った小血管は出血しても多量となることは少ない。しかし，術野が赤くなり剥離層の認識が困難となるため，送水吸引管で吸引しつつソフト凝固でコントロールを行う（図13）。

図13 ソフト凝固での止血

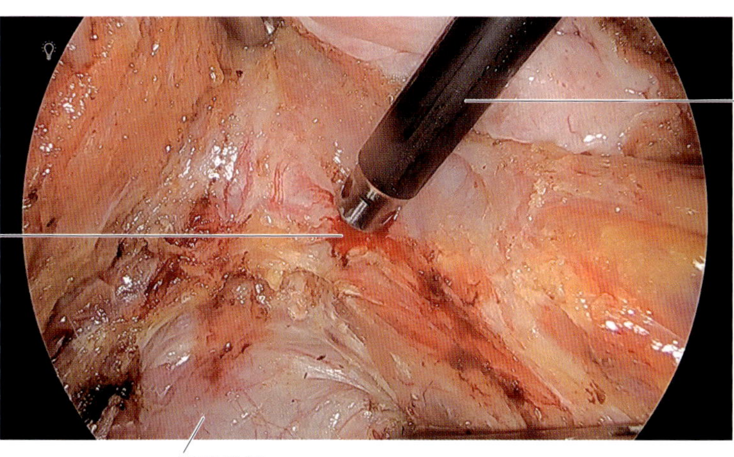

## 2. 直腸間膜，自律神経損傷

### Q 直腸間膜，自律神経損傷の原因は？

▶剥離層を誤って直腸側に迷入してしまえば，直腸間膜損傷を起こして癌手術の根治性を下げる。

▶自律神経は直腸固有筋膜のすぐ骨盤壁側に張り付くように走行している。剥離層を誤って骨盤壁側へ迷入してしまえば，自律神経損傷を起こして術後の排尿機能や性機能の低下を招く。

▶直腸間膜や自律神経損傷を起こすときは，出血により術野が汚染されたり組織の緊張不足で剥離層が不明になっているときである。

### Q 直腸間膜，自律神経損傷の予防法は？

▶組織に適切な緊張をかけて，層が明らかな部位を剥離していくことに尽きる。

▶特に男性の狭骨盤症例であると，直腸間膜が分厚いために術者が直腸側に緊張をかけにくく剥離層が明瞭とならない場合もある。その場合は，直腸牽引の方向や術者の左手の力のかけ方を変えるなどして，剥離層が明らかとなるまで切開しないことが肝要である（図14）。

### Q 直腸間膜，自律神経損傷発生時の対応は？

▶直腸間膜や自律神経損傷に気付いたときは，まず手を止めて術野の状況をよく観察する。

▶観察しても剥離層が不明瞭となっている場合は，他の部位の剥離を先行する。

▶他部位の剥離を先行すると不明瞭となっていた組織の周囲に緊張がかかり，正しい剥離層を認識できることも多い。

**図14 直腸間膜の分厚い症例**

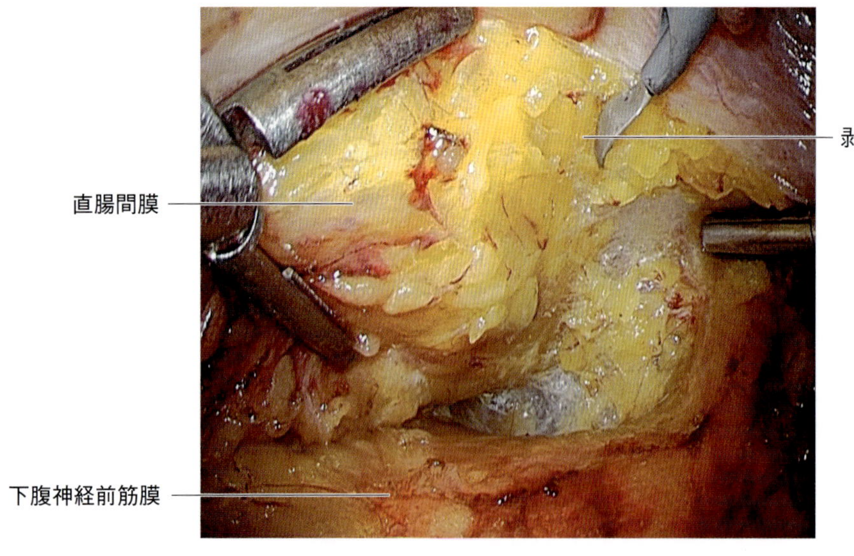

## ◇ 参考文献


1） Kinugasa Y, Sugihara K: Topology of the fascial structures in rectal surgery: complete cancer resection and importance for avoiding autonomic nerve injury. Semin Colon Rectal Surg 2010; 21: 95-101.
2） 塚本俊輔, 金光幸秀, 佐藤健次: 直腸低位前方切除術. 消化器外科 2017; 40: 647-55.


Column

### 「ロボット支援手術と腹腔鏡手術」

わが国でも直腸癌に対するロボット支援手術が保険収載された。ロボット支援手術は，現在はダ・ヴィンチ・サージカルシステム®の独擅場であるが，多くの手術支援ロボットの開発が進んでいる。ロボット支援手術は安定した良好な視野が得られ，先端が自由に曲がる鉗子を使うことにより繊細な手術が可能となる。特に狭い骨盤内で根治性と機能温存の両立が求められる直腸癌手術においては，今後普及が進むことが予想される。しかし，手術支援ロボットを使用したからといって，今までできなかった手術が簡単にできるわけではない。術野で組織に緊張をかけて解剖学的に正しい剥離層で手術を行うという基本操作はロボット支援手術においても腹腔鏡手術と変わるわけではない。また，視野に関してもロボット支援手術と腹腔鏡手術は類似している。あくまでも手術支援ロボットは従来の手術をより繊細に行うためのツールである。そのため，アプローチ法によらず，解剖を理解して常にどの剥離層で手術を行っているかを理解しながら手術を進める必要がある。

# 腹会陰式直腸切断術の会陰操作

佐々木剛志，伊藤雅昭　国立がん研究センター東病院大腸外科

**手術手技マスターのポイント**

1. 会陰部の手術解剖を熟知する。
2. 腫瘍の進展に応じた拡大，縮小手術の調整ができる。
3. 起こりやすい術後合併症について知り，予防策を講じる。

**略語一覧**

- APR：abdominoperineal resection，腹会陰式直腸切断術
- ISR：intersphincteric resection，括約筋間直腸切除術
- NVB：neurovascular bundle，神経血管束
- TME：total mesorectal excision，直腸間膜全切除

## I　手術を始める前に

### 1．手術の適応（臨床判断）

#### (1) 適応となる場合

- 腹会陰式直腸切断術（APR）は，直腸癌に対して腹腔側からのみの切除では根治性が保てない場合に行われてきた[1]。一般的な対象は腫瘍下縁が肛門縁に近い（約3cm以内が目安）直腸癌や，肛門挙筋への浸潤を認める局所進行癌である。上記のような肛門管内で直腸を切離する必要がある場合でも，肛門挙筋浸潤がなく術後の肛門機能が比較的良好であると予想される場合は括約筋間直腸切除術（ISR）が施行可能である。しかし，肛門温存によって術後の漏便によるQOL低下が著しいと予想されるものには，たとえ温存が可能であってもAPRが選択されるべきである。

#### (2) 適応としない場合

- 明らかに腹腔側からの操作（低位前方切除術）のみで根治性，安全性，機能温存が担保できる場合（一般には肛門縁からの距離が7cm以上が目安），あるいはISRの適応症例にはこの手術は選択しない。また，肛門挙筋以外の周囲臓器への浸潤が明らかな場合は，直腸切断に伴い周囲の臓器を合併切除する拡大切除となるため本項では解説を略すこととする。

## 2. 手術時の体位と機器（図1）

● 標準術式は開腹手術であるが，近年では多くの施設で腹腔鏡手術が選択されている。どちらでも体位は砕石位，または水平大腿開脚位が選択される。頭低位で行うことが多いが，腹腔鏡手術ではさらに右下に体位を傾け小腸の排除を行う。

**図1 腹腔鏡下 APR の体位（水平大腿開脚位）**

手術中は頭低位右下とし，小腸を右上腹部に排除する。会陰操作を直視下に行う場合は頭低位のまま両足を挙上し砕石位とする。

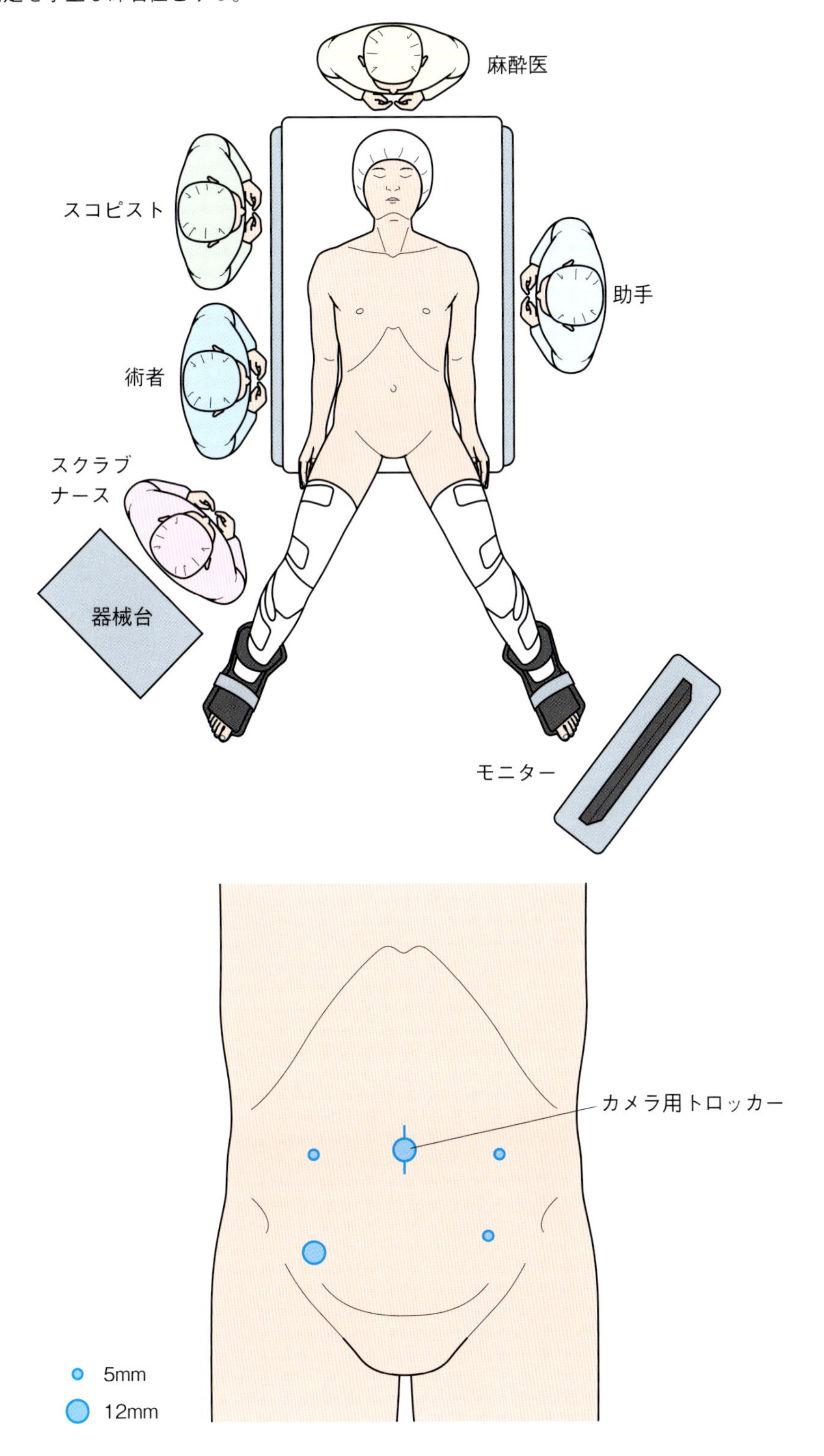

## 3. 会陰創

- 手術のはじめに腫瘍の局在と進展度合いを直腸指診で確認した後，ドレーピングの前に二重に肛門を閉鎖し，洗浄や消毒を行う。会陰創は外肛門括約筋の外側を通る紡錘形の皮切とする（図2）。小さすぎると深部の視野の確保に難渋することもあるが，皮下脂肪を切り進むと十分に広がっていくため，必要以上の皮切は置かない。大きな腫瘍が肛門近くにある場合は十分に外回りをする。

**図2 会陰操作皮膚切開**

巾着縫合による肛門閉鎖を行い，外括約筋の外側に入るラインに紡錘状の皮切を行う。大殿筋や坐骨結節，尾骨など体表から触れることのできるランドマークをマーキングしてもよい。

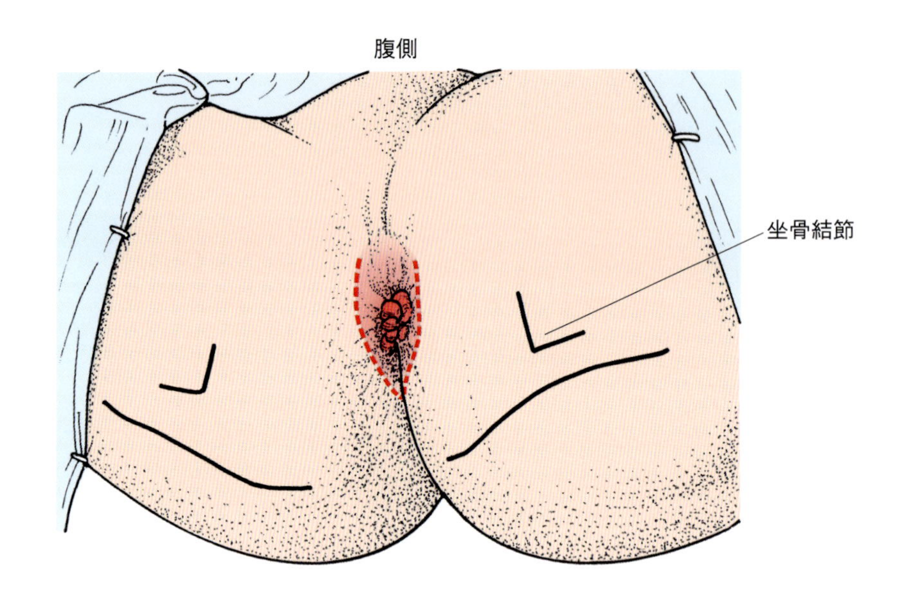


## 4. 周術期のポイント

### (1) 術前

- 術中判断での術式変更は根治性を損なう可能性があるので，画像診断で術式や切除ラインを十分に検討しておく。
- 直腸を空虚にする目的で，腸管は絶食・軟下剤のみではなく，機械的腸管前処置を行いなるべく残便の排除を行う。

### (2) 術後

- 会陰操作はどんなに気を付けても，若干の術野汚染が生じるため感染症の抑止に努める。
- 重大な合併症以外でも，排尿障害や腸閉塞なども生じやすいため，徹底した観察を行い早期に対処する。

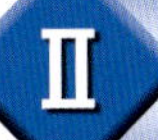

# 手術を始めよう—手術手技のインデックス！

## 1．手術手順の注意点

- 本術式だけでなく，ISRのような直腸を肛門管より遠位で切り始める直腸手術においては前壁側の解剖理解が非常に重要である。ここには排泄，生殖，泌尿器関連臓器を結び付け支える構造があり，それらと直腸との境界が明確ではなくなるためである。切離ラインが直腸側に寄れば直腸を損傷し，前壁側に寄れば尿道損傷や，腟損傷，出血などをきたし患者に大きな不利益が生じる。実際の手術手順（男性の例）を次ページに示す。

## 2. 実際の手術手順（男性症例）

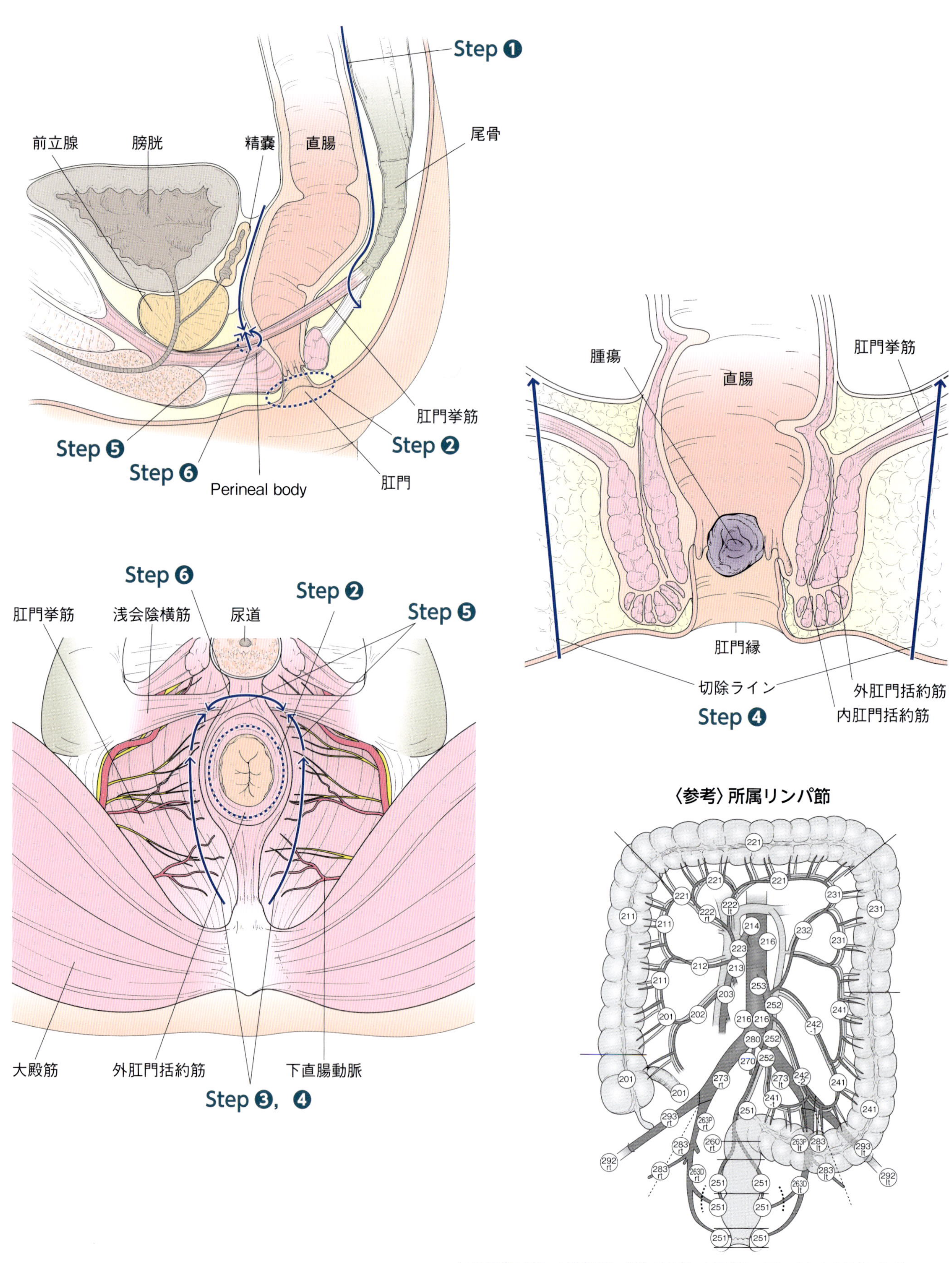


（大腸癌研究会編：大腸癌取扱い規約 第9版．金原出版，東京，2018を参考に作成）

[ Focus は本項にて習得したい手技（後述）]

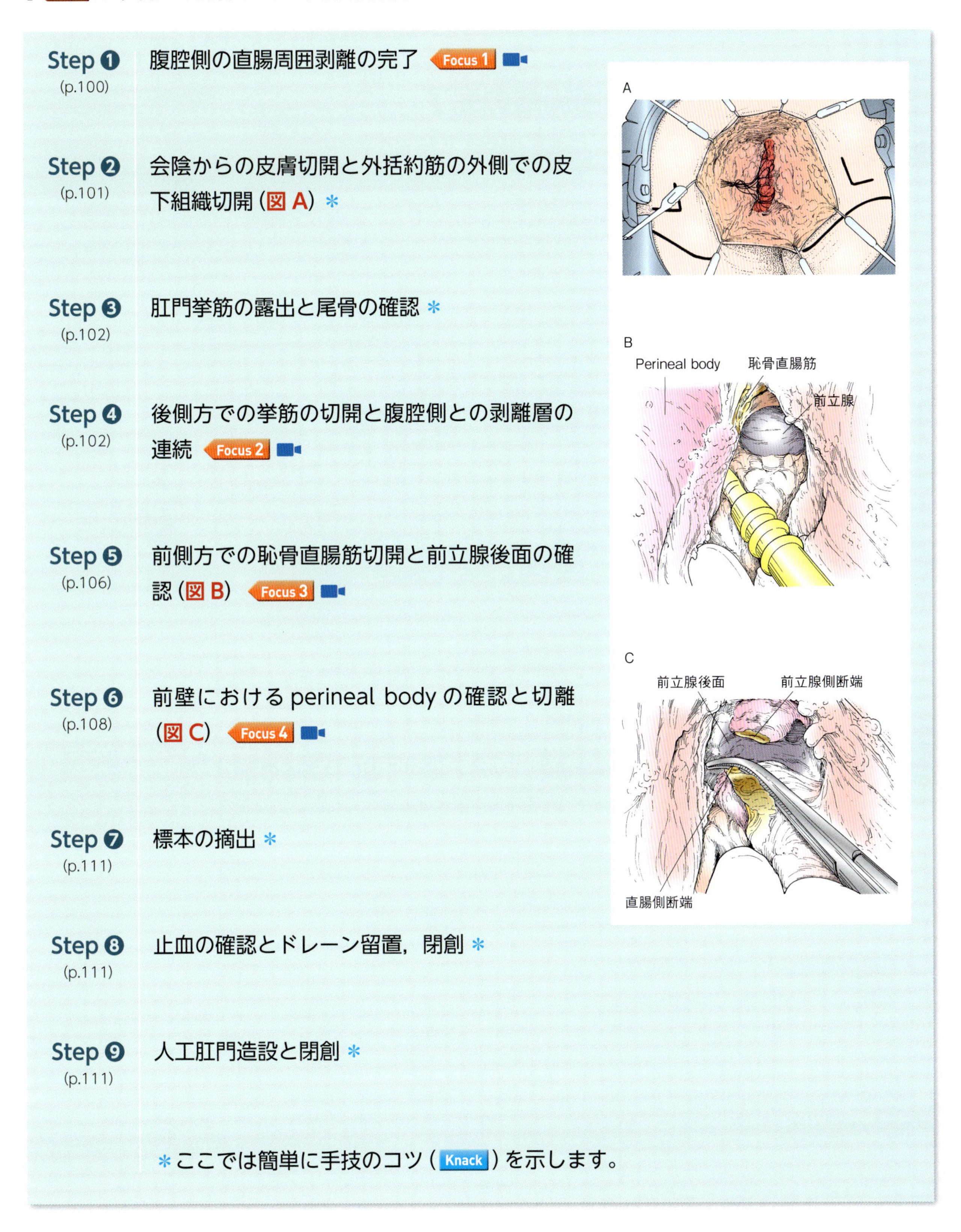


**Step ❶** (p.100) 腹腔側の直腸周囲剥離の完了 Focus 1

**Step ❷** (p.101) 会陰からの皮膚切開と外括約筋の外側での皮下組織切開（図 A）＊

**Step ❸** (p.102) 肛門挙筋の露出と尾骨の確認 ＊

**Step ❹** (p.102) 後側方での挙筋の切開と腹腔側との剥離層の連続 Focus 2

**Step ❺** (p.106) 前側方での恥骨直腸筋切開と前立腺後面の確認（図 B） Focus 3

**Step ❻** (p.108) 前壁における perineal body の確認と切離（図 C） Focus 4

**Step ❼** (p.111) 標本の摘出 ＊

**Step ❽** (p.111) 止血の確認とドレーン留置，閉創 ＊

**Step ❾** (p.111) 人工肛門造設と閉創 ＊

＊ここでは簡単に手技のコツ（ Knack ）を示します。

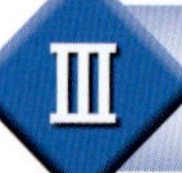

# 手技をマスターしよう！

Step ❶

## Focus 1 腹腔側の直腸周囲剥離の完了

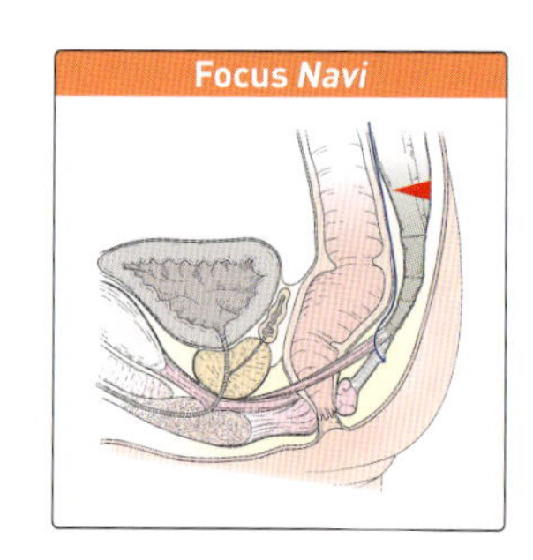


### 1. 手技のスタートとゴール

● 会陰操作終了時に標本が会陰側より摘出できる口側腸間膜の処理や腸管の切離を済ませておく。前立腺後面が会陰側より確認できないと操作が行き詰まるので，前壁の剥離はなるべく深部まで行う。

### 2. 手技の習得

◉ **手技の概要**

腹腔側より直腸，S状結腸～下行結腸までの授動，下腸間膜動脈沿いのリンパ節郭清，肛門挙筋面までの直腸周囲の剥離，前立腺後面の同定，口側腸管の切離を行う（1）。

◉ **手技習得のポイント**

(1) 前壁側（直腸と前立腺の間）の剥離を肛門管付近までできる限り行ってから会陰操作に移る。後壁側では尾骨の先端を確認しつつ肛門挙筋を露出させ，そこから挙筋沿いに側方まで露出する。

(2) 少なくとも一側の自律神経は術後排尿機能の維持のために温存する必要がある。

1

（動画時間 03：13）

### 3. アセスメント

**Q 低位前方切除術における直腸間膜全切除（TME）と操作の違いはあるのか？**

▶腸管の授動，上方郭清に大きな違いはない。直腸周囲の剥離は腫瘍の局在と挙筋浸潤の有無や方向で症例ごとに変える必要がある。尾骨の先端周囲で肛門挙筋を確認した後に挙筋に沿って直腸間膜を授動すると，間膜が欠損した直腸が露出され，円筒状の理想的な標本（Cylindrical shape）にならないことがあるので注意する。

**Q 前壁の剥離はどこまでするのか？**

▶会陰側からの操作で前立腺後面を確認できないと非常に苦労するので，なるべく剥離を進める。前壁腫瘍でDenonvilliers筋膜や前立腺を削って腫瘍のマージンを確保する必要がなければ，同筋膜を切開し直腸前脂肪の層で剥離する。前壁が鈍的に剥離できなくなる部分が直腸縦走筋が直腸尿道筋（≒ Perineal body）に移行する部位であり，そこで前壁の剥離を終了する。

**Q 肛門挙筋は腹腔側から切るか，会陰側から切るか？**

▶どちら側から切ってもよいが，多くの症例で挙筋浸潤があるので，浸潤側は会陰，腹腔両側より触診等で安全域を確認してから切開するとよい。後壁，側壁においては腹腔側で切離位置を決めたほうが，そこから外側に切離が進むためマージンがとりやすい（図3）。

**図3** **肛門挙筋を腹腔側から切離**

a：恥骨尾骨筋を切開し坐骨直腸窩の脂肪が見えている（矢印）。
b：恥骨尾骨筋切離開始前。

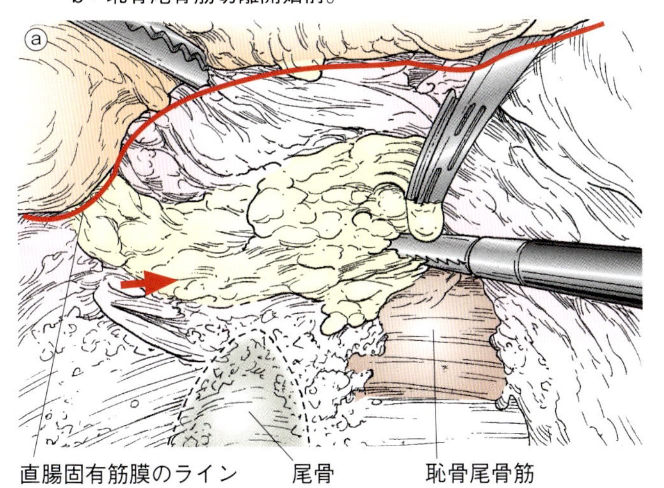


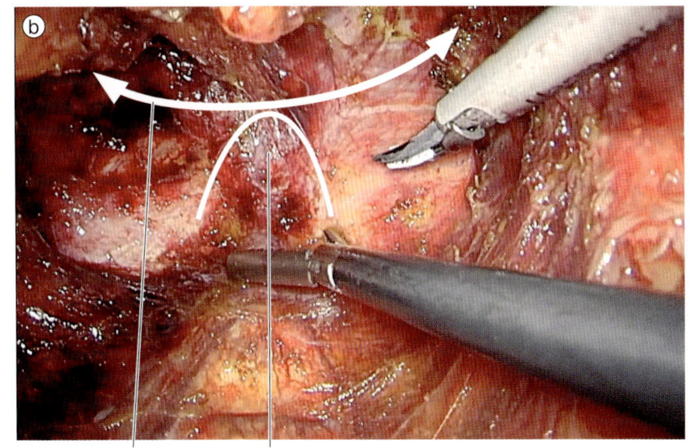


## Q 術野形成はどのように行うのか？

▶狭骨盤で体格のよい男性患者では，骨盤内の直腸授動の際の視野確保に難渋する。腹腔鏡手術における前壁操作では助手の2本の鉗子で精嚢部を持ち上げ，術者の左手で直腸を背側に展開する。その3本の鉗子による「直腸を引き抜くような」協調作業が重要である。動画の症例では恥骨上より挿入したロボットアームが持つ鉗子により直腸を口側に牽引し，助手の手が2本とも骨盤方向に向かうようにしている。

Step ❷

## Knack 会陰からの皮膚切開と外括約筋の外側での皮下組織切開

● 紡錘状の皮切を加えさらに肛門周囲皮膚に結節縫合による2層目の閉鎖を行い，外括約筋の外側の皮下脂肪を切り進む。図ではローンリトラクターで層を展開しているが，フック先端による自傷に注意する。北条式会陰開創器も有用である。

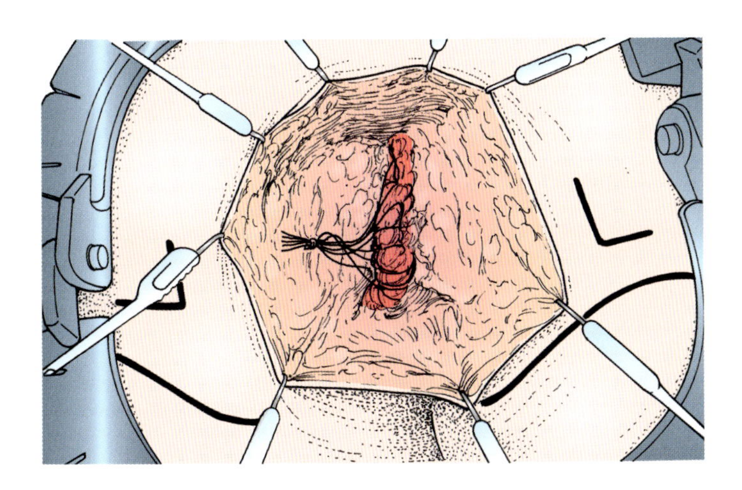

Step ❸

## Knack 肛門挙筋の露出と尾骨の確認

- 会陰側から坐骨直腸窩の脂肪を切り進むと肛門挙筋（恥骨直腸筋）が露出する。腫瘍の局在に合わせて剥離距離をコントロールすることが可能である。後壁で肛門尾骨靭帯を切離後，尾骨先端部で腹腔側剥離層と連続させるのが最も容易である。

Step ❹

## Focus 2 後側方での挙筋の切開と腹腔側との剥離層の連続

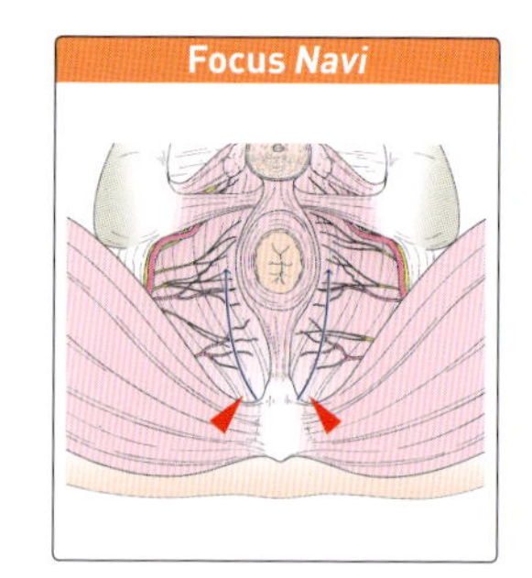


### 1. 手技のスタートとゴール

- 10時～2時方向に組織を残し，それ以外の部位で腹腔内と連続させることを目的とする。腹腔側より剥離した前立腺の後面を会陰側から同定できればなおよい（図4）。

**図4 肛門挙筋の露出と切離**

a：肛門尾骨靭帯（anococcygeal ligament）
外肛門括約筋浅部が尾骨に付着する構造である。それ以外にも尾骨には多くの筋が付着している（青インクは尾骨部に付けたマーキング）。

b：恥骨尾骨筋の切離（次ページの図参照）
尾骨付近で腹腔側と連続させた後，恥骨尾骨筋を左右に切り上げていくとその手前に恥骨直腸筋が確認できる。

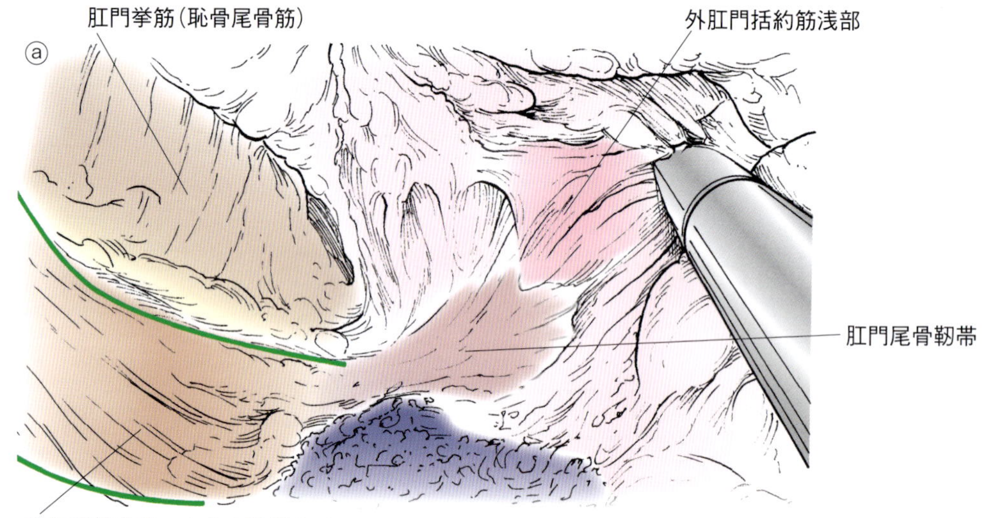


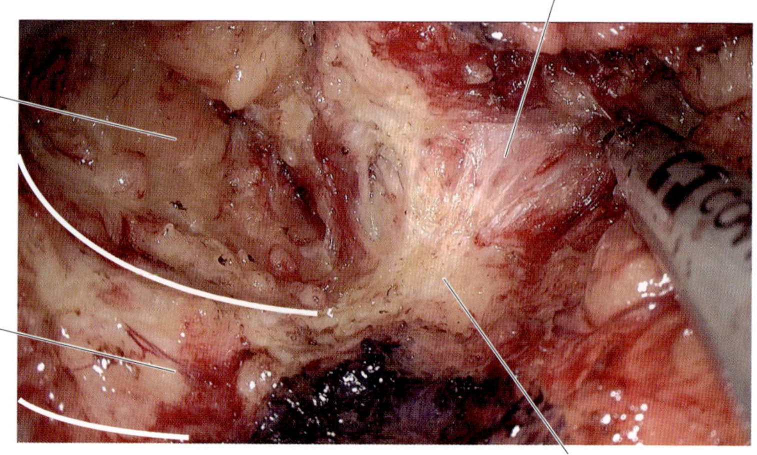

## 2. 手技の習得

**◉ 手技の概要**

術者が会陰操作に移り坐骨直腸窩の脂肪の奥2時～10時背側方向で肛門挙筋（恥骨直腸筋）を露出する。腹腔内と後壁で連続させ，露出させた挙筋を前側方まで切り上げる（2）。

**◉ 手技習得のポイント**

(1) 腹腔内と連続させるために切開する恥骨尾骨筋の厚さは全方向で薄く同程度であるが，前側方領域では恥骨直腸筋や肛門括約筋深部の筋線維が重なり連続させることが困難となる。そのため，後壁近くで会陰と腹腔をつなげる操作が最も容易であり，連続を確認した後にそれを前方に延長させる。

(2) 坐骨直腸窩は支持組織の弱い脂肪組織で構成されており，直腸側方で内陰部動脈より分岐する下直腸動脈を確認できる。この脂肪組織は皮下脂肪とは明確に性質が異なることを知っておく。

(3) 前側方ではそれ以外の部位よりも厚い筋線維を切ることになる。恥骨尾骨筋以外ではハンモック状に直腸を吊り上げ前立腺外側に向かう恥骨直腸筋と，その周囲に連続し直腸前壁を覆う外括約筋深部の線維が確認できる。

2

（動画時間02：57）

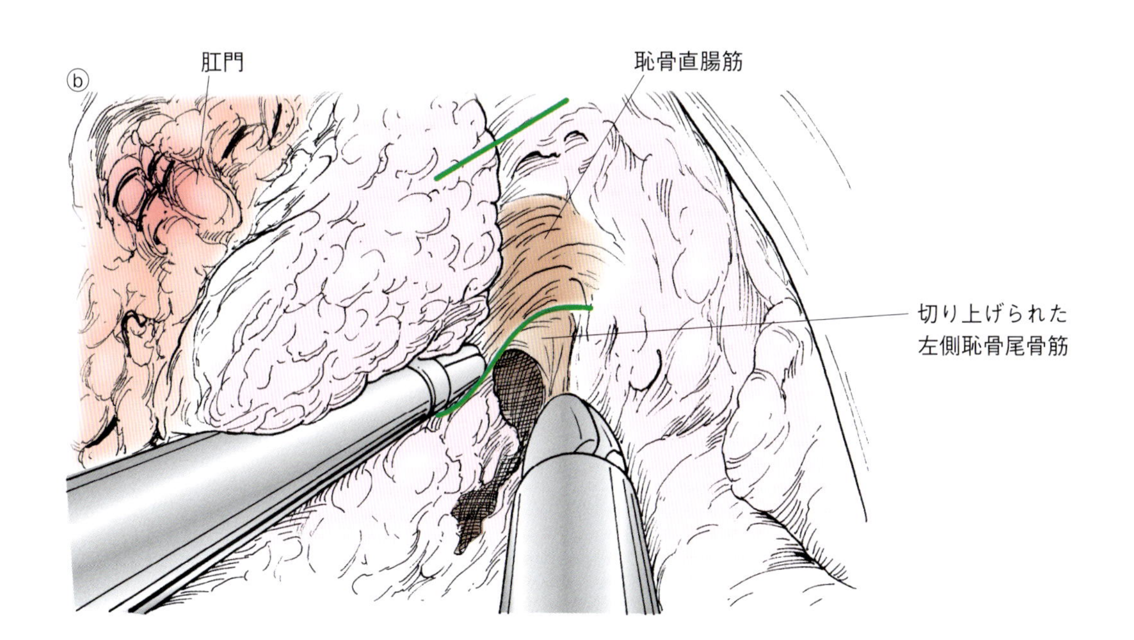


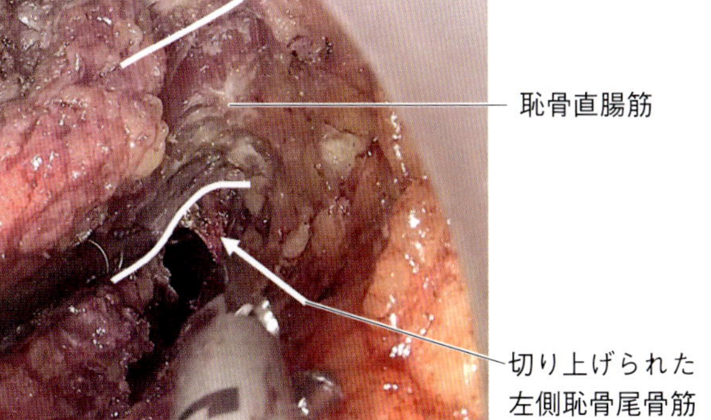

## 3. アセスメント

### Q 会陰皮膚切開の大きさは？

▶腫瘍の硬さを感じない部分で，真っ直ぐ外肛門括約筋の皮下部の外側に入れるような最小限の紡錘状皮切とする。小さすぎると感じても，皮下脂肪を切離していくとどんどん大きくなっていくため，視野確保のために創を大きくとる必要はない。

### Q 手技のランドマークとなる構造は？

▶会陰操作は皮下脂肪の切開に始まり，やがて支持組織の弱い脂肪で構成される坐骨直腸窩に至る。その後は後方で尾骨を目指すが，尾骨と直腸の間に靭帯構造（肛門尾骨靭帯：外括約筋浅部が尾骨に付着する部）があるので尾骨にぶつかるようにこれを切開する。

▶後側方では尾骨に連続する大殿筋も確認できるが，多くの症例では露出する必要はない。

▶側方では坐骨結節方向に剥離を進めると丈夫な筋膜を被った内閉鎖筋と肛門挙筋の境界を確認できるが，同様に症例に応じて脂肪を分ける位置を決定する。内閉鎖筋に接した位置での肛門挙筋切開は，腹腔側では自律神経の外側（側方領域で確認できる肛門挙筋腱弓付近）につながるため，自律神経切除側で選択することが可能である。

▶肛門挙筋筋膜（Endopelvic fascia）も腹腔側で切離していない場合は，最腹腔側に切離すべき膜状の組織として認識される。

### Q この操作で切開している肛門挙筋とは？

▶肛門挙筋は尾側より恥骨直腸筋，恥骨尾骨筋，腸骨尾骨筋からなり，それぞれに走行は違うが，術中に明確な境界は確認できない。

▶Focus 2 の操作で切開しているのは後方から側方では恥骨尾骨筋である。恥骨尾骨筋は，前立腺の外側を前方に向かい恥骨に付着する筋である。

▶一方で前側方領域では，恥骨直腸筋を横断し前立腺後面に剥離を進める必要がある。このとき，直腸をハンモック状に吊り上げる恥骨直腸筋と外肛門括約筋深部が前立腺外側方向と直腸前面に走行しており，Focus 3 ではこれらを横断し前立腺後面に向かう（図 5）。

**図5 左恥骨直腸筋**

恥骨直腸筋は外括約筋深部と同様の走行で直腸を恥骨方向にハンモック状に吊り上げている筋肉である。外側（破線部）で奥から手前にこれを横断することで前立腺背側面を広げていく。

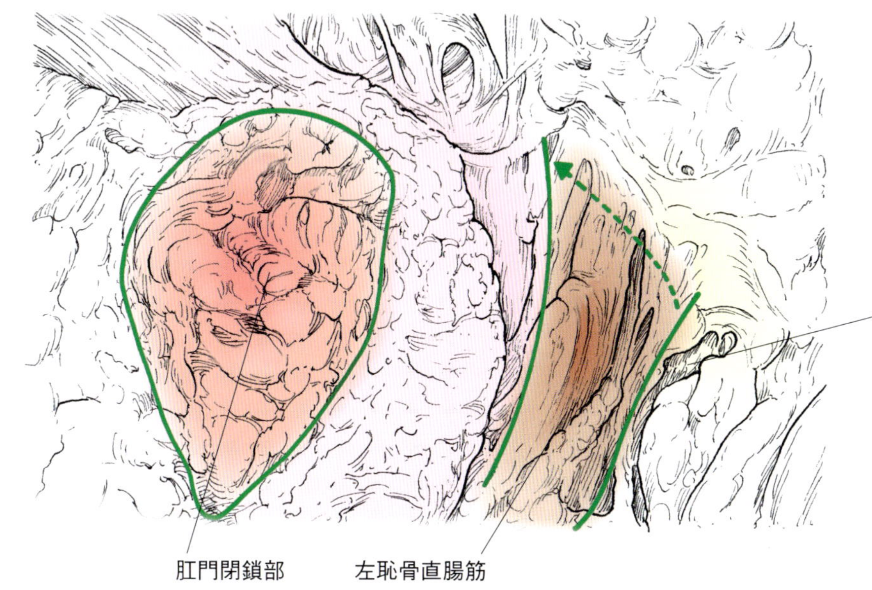


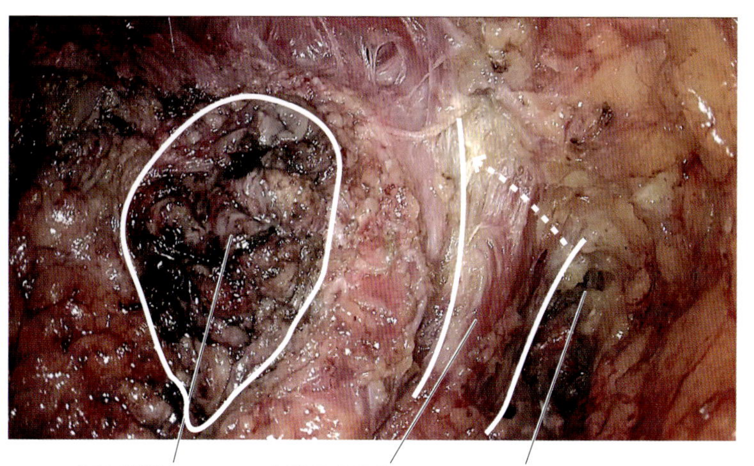

Step ❺

## Focus 3 前側方での恥骨直腸筋切開と前立腺後面の確認

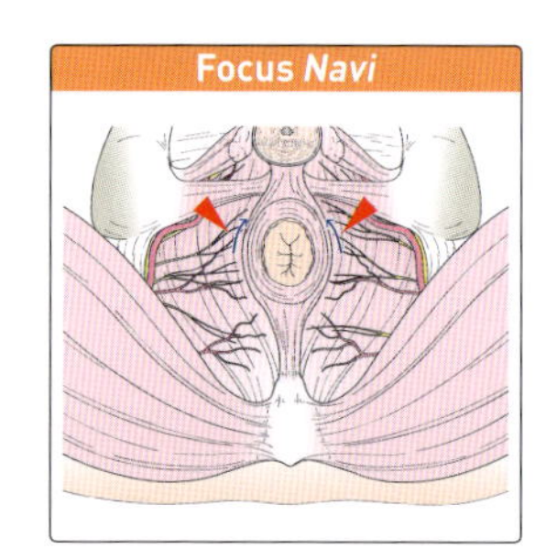


### 1. 手技のスタートとゴール

- 腹腔側より剥離した前立腺後面と直腸前面が会陰側より視認，あるいは容易に触診できるようになれば操作終了である（図6）。

**図6 Perineal body の同定と切離の準備**

左右の恥骨直腸筋の切離がほぼ終了し，直腸は Perineal body のみでつながっている状態。標本切除前は Perineal body によって前立腺を直視できないため太矢印の空間より（左右ともにある）前立腺後面を覗き見る。

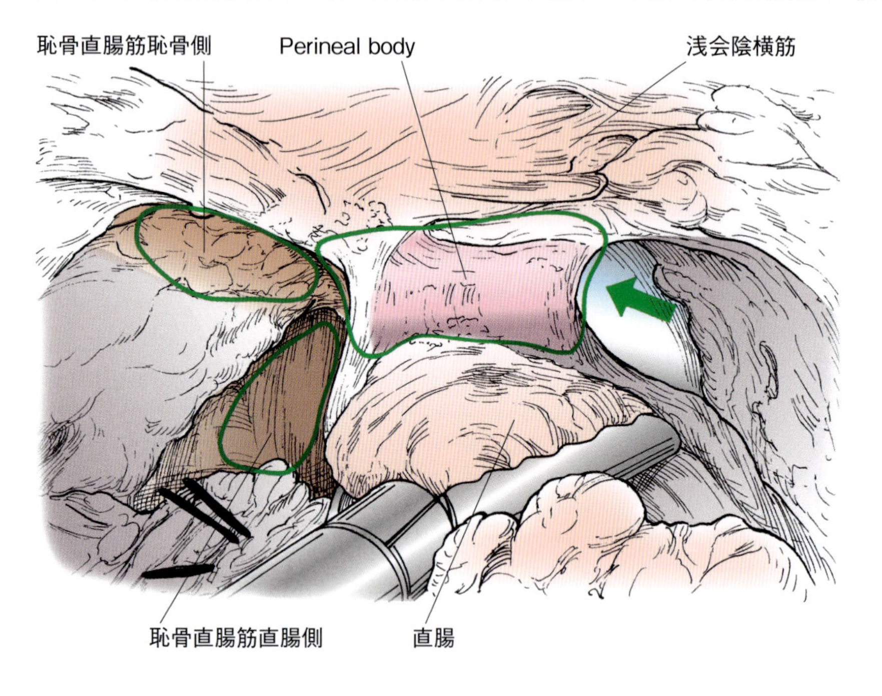


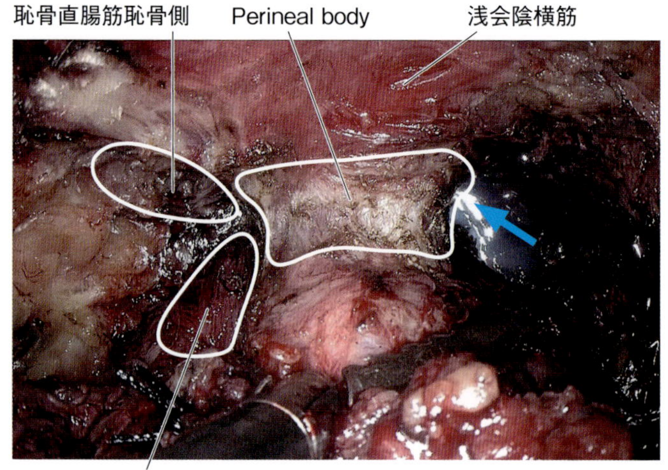

## 2. 手技の習得

**◉ 手技の概要**

Focus 4 を確実に行うための下準備である。前壁～前側方に存在する前立腺脇を走行し恥骨に向かう筋線維と，前立腺尾側で直腸前壁を覆う筋線維を少しずつ切離し，前壁を「痩せさせる」操作である（動画 3）。

**◉ 手技習得のポイント**

(1) 前の操作に引き続き横紋筋線維を横断する方向に切っていく操作である。

(2) 操作を進めると前壁の組織が視野を妨げるため，真前壁を避け，その周囲に確認できる浅会陰横筋を削りながら直腸の可動性を増しておく必要がある。

動画 3

(動画時間 03：57)

## 3. アセスメント

### Q 操作中のランドマークは？

▶この操作におけるランドマークは，会陰側からは視認しにくい，腹腔側より剥離された前立腺後面および直腸前面である。この2つの構造を覗き見たり，左手示指で触診しながら操作を行うことが重要である。

### Q 正しい切離ラインを見極めるためには？

▶腹側で前立腺後面と剥離された直腸前壁を視認あるいは触診し，その面を広げるように入り込む筋線維を奥から手前に切開していく。前立腺後面かつ直腸前面には損傷を恐れる必要のある構造物は入り込まない。

▶またしつこい点状の出血を認めた場合は，直腸，前立腺のどちらかに切り込んでいると考えるべきである。

### Q 会陰操作時の出血はある程度仕方ないのか？

▶会陰操作における出血ポイントは下直腸動脈，前立腺外側に流入する下膀胱動脈の末梢枝［神経血管束（NVB）を形成している血管］，前立腺や腟壁，肛門挙筋などが挙げられるが，どれも微細な出血で大量出血には至らない。

▶しかしNVBからの出血は，標本が取れるまで視野が確保できず，エネルギーデバイスによる熱凝固でコントロールできたように見えて，再度同じ部位から出血することも多い。いたずらな熱凝固は温存する自律神経へのダメージとなるため，速やかに標本を摘出し，その後良好な視野で縫合による止血を行ったほうがよい。前側方の剥離を終盤にもってくるのは，ここからの出血を長引かせないためでもある。

Step ❻

# Focus 4 前壁における Perineal body の確認と切離

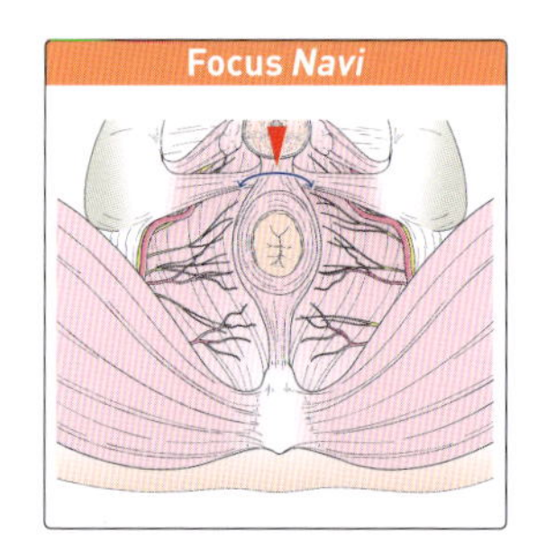


## 1. 手技のスタートとゴール

● 最終的に Perineal body が確認し切離できればこの手技の終了である（図7）。

**図7 直視下に見える Perineal body**

a：会陰部の浅い男性でありこのようによく見える症例はまれである。

b：電気メスで切ると横紋筋のときのような筋収縮はなく，血管や腸管壁を切るときのように平滑筋特有の茶色く焦げる性質が特徴である。

ⓐ

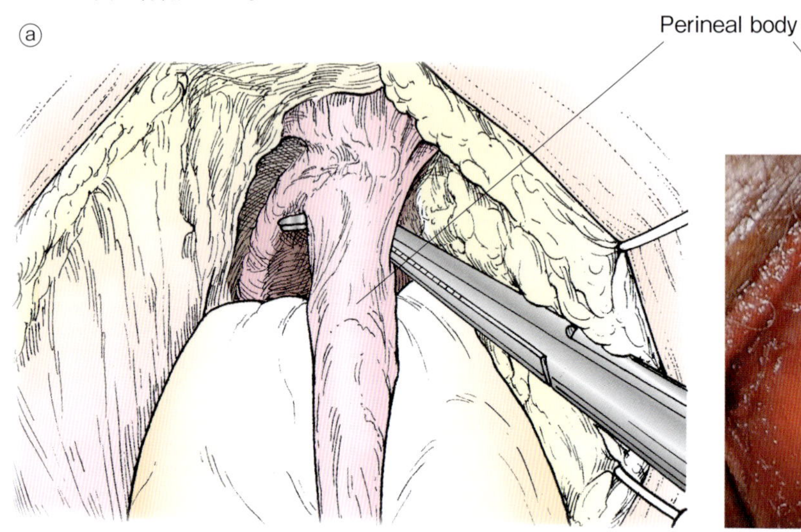


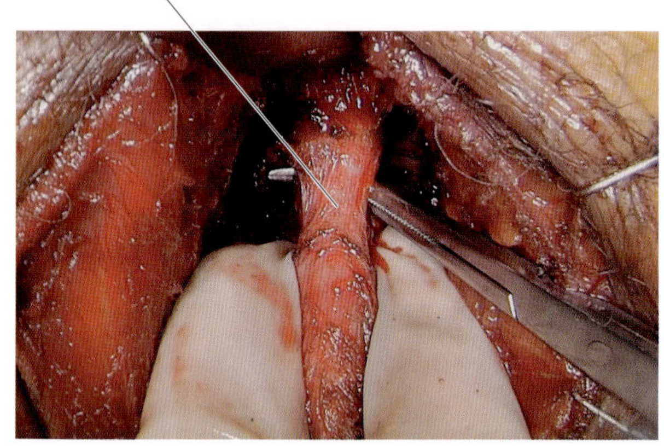

ⓑ

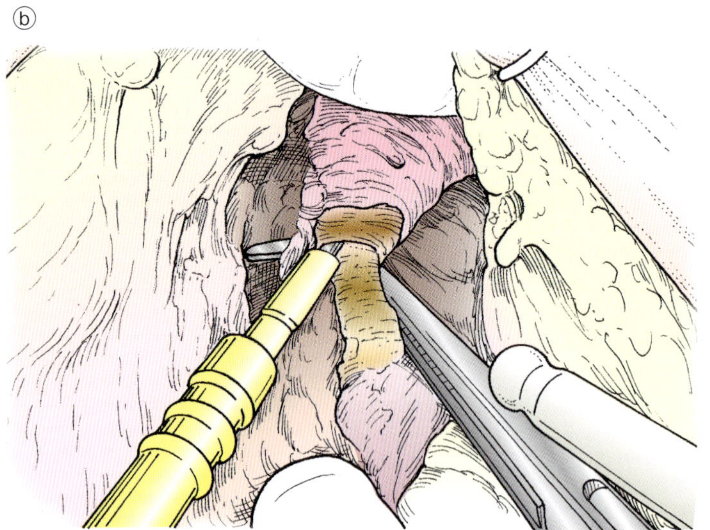

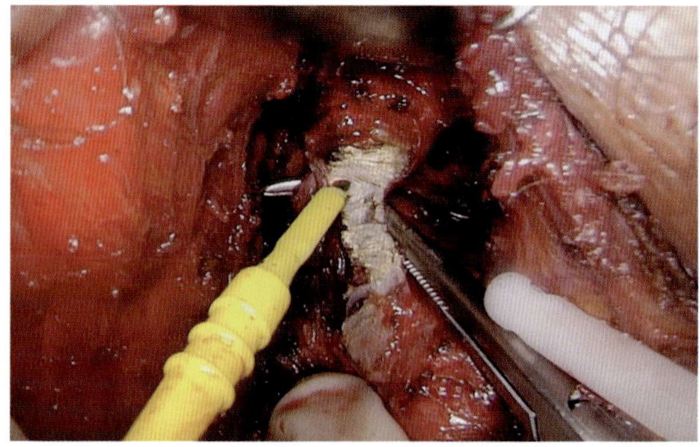

## 2. 手技の習得

◉ **手技の概要**

いよいよ最難関といわれる前壁操作である。難しいとされる理由は温存すべき泌尿器生殖系臓器や切除すべき直腸壁との境界を認識しがたい点にある。しかし，ここまでの操作が確実に行われていれば尿道を損傷する可能性はきわめて低いため，直腸壁を損傷しないことだけを考えて行う（4）。この操作終了後に標本はフリーとなり会陰より摘出可能となる。

◉ **手技習得のポイント**

(1) 多くの外科医が過去に失敗をおかしている部位である。剥離中に自分の現在位置を見失った場合には速やかに手を止め，前の手順での操作が完了しているかどうかを確認すべきである。

(2) Perineal body は直腸前壁の限られた部分に付着する構造であり，APR の適応となるような進行癌の剥離マージンを稼ぐために利用できる構造ではない。あまり深く考えずにど真ん中を切るくらいのつもりで問題ない。

4

（動画時間 03：47）

## 3. アセスメント

### Q どのような操作で切除すればよいのか？

▶すべての操作が順調に進んでいても，まだ Perineal body 周囲には横紋筋線維が残っている。直腸を背側に牽引しながら，右手に電気メスを持ち周囲から切り進む。そうすると，電流で収縮する横紋筋線維と収縮せず茶色に焦げる平滑筋線維を認識しながら切り進むことができる。

▶微小な出血を起こすが電気メスで十分止血可能である。

▶直視下に行う場合は Perineal body の奥に左手示指を引っかけ，指で前立腺と直腸を感じながら示指の腹の上で切離することで，不良な視野でも安全に切離可能である。

### Q 陥りやすいピットフォールは？

▶Focus 3 までの操作が確実にできている場合は決して難しい操作ではないが，腫瘍の進展や経験不足などで前壁を先に攻めないといけない場合の操作は困難を極める。

▶恥骨直腸筋や恥骨尾骨筋は直腸の外側を通って腹側に向かうため，筋肉に沿った剥離を行うと前立腺の前側方（Retzius 腔方向）に向かう。これに気付かずに前壁に切離を進めると尿道を損傷する。

▶また尿道損傷を恐れるあまり，直腸側にメスを進めると直腸損傷を起こし，癌の遺残や散布を招く。

▶口側腸管を会陰創より引き出すなどして，全体を視野の手前側に引っ張り出す方法も知られている。手順どおりに進まない場合は，あらゆる手段を講じて困難を乗り切ろう。

▶また体格のよい患者では，腹腔側より剥離した前立腺後面が会陰から遠く，操作に難渋することが多い。手を差し入れることで視野がとれなくなるため，腹腔を介して直腸と前立腺の間に布テープ等を通し，牽引しながらテープ上で奥から少しずつ横紋筋組織を痩せさせていければ，困難を乗り切れる。

## Q Perineal bodyとは何？

▶Perineal body（図8）についてはいくつかの論説があり，それについては文献を参照してほしい[2)]。筆者らが手術時に認識しているのは，直腸尿道筋を中心に周囲に会陰を支える筋構造（浅会陰横筋，外括約筋深部，恥骨直腸筋につながる筋線維）が集合してできた腱様組織であり，中心部は直腸縦走筋と連続する平滑筋線維および弾性線維からなり，周囲には横紋筋線維も認められる。

▶名称はともかくこの構造は歯状線より肛門側で直腸を切り始めるISRやAPRでは必ず認識され，女性でも直腸尿道筋がないにもかかわらず，同様の組織が存在する。働きとして臓器脱を起こさないように会陰を構成する臓器を固定する杭のようなものと考えるのが妥当だろう。

▶直腸手術の場合は，最終的に前立腺のすぐ尾側の直腸前壁に伸縮しないホタテの貝柱のような形状で残り，直腸との剥離は不可能で電気メスで切離すると茶色く焦げを形成し，平滑筋を切ったときの感触が得られることも特徴である。

図8 Perineal body

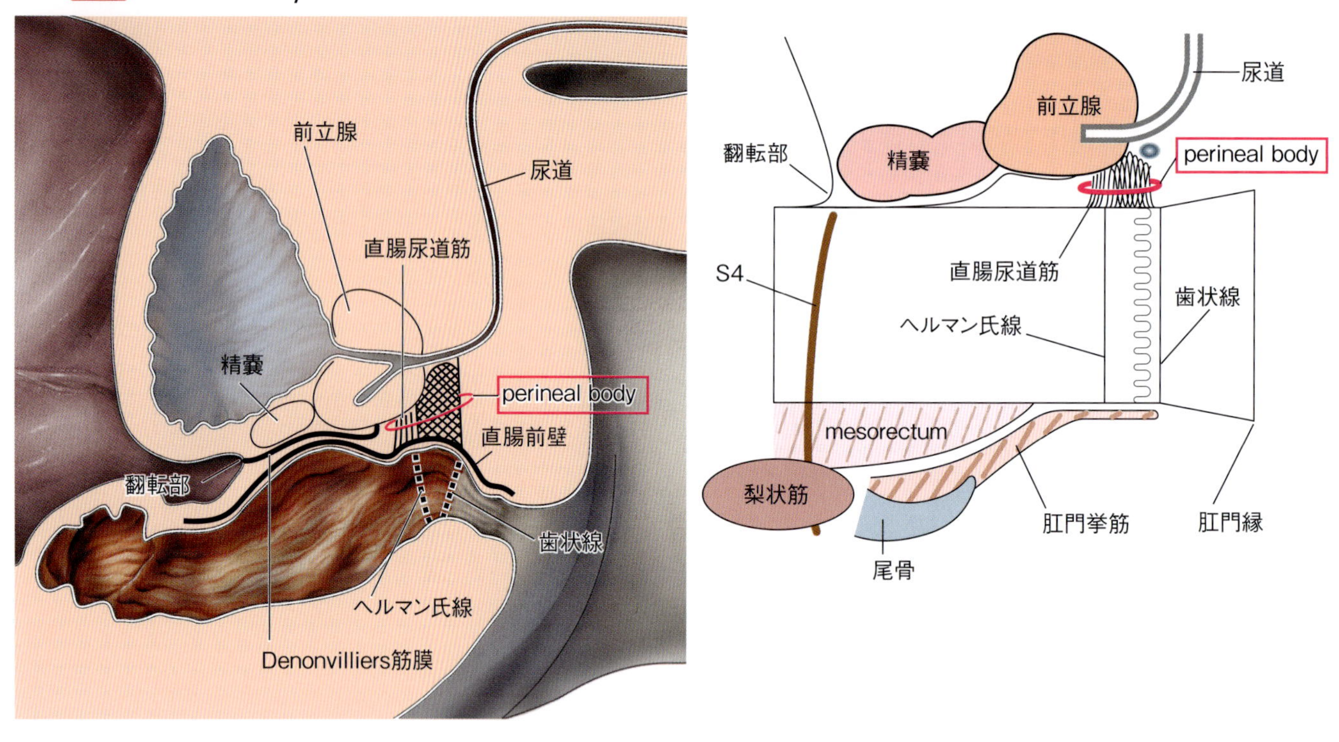

Step ❼

## Knack 標本の摘出（図9）5

- 標本は常に会陰側より摘出する。そのために腹腔側で口側腸間膜の処理と腸管の切離を行っておく。

Step ❽

## Knack 止血の確認とドレーン留置，閉創

- 会陰操作中に出血を認めていた場合は術後出血を予防するために止血を念入りに行う。注意すべき箇所は前立腺両脇の神経血管束，下直腸動脈処理部である。その後 2,000〜3,000mL の生理食塩水で創部を洗浄し閉創する。ドレーンは腹腔側，会陰側どちらから入れてもよい。

Step ❾

## Knack 人工肛門造設と閉創

- 本術式における人工肛門は永久人工肛門であり，長く患者が使うものである。出口部狭窄，ストーマ周囲ヘルニア，ストーマの高さ不足など，患者 QOL に影響を与えるストーマ関連合併症の発生には十分注意する。

**図9 標本切除後の全景（合成図）**
標本を切除することですべての臓器が確認可能である。円滑な会陰操作を行うために，図中の解剖構造について精通する必要がある。

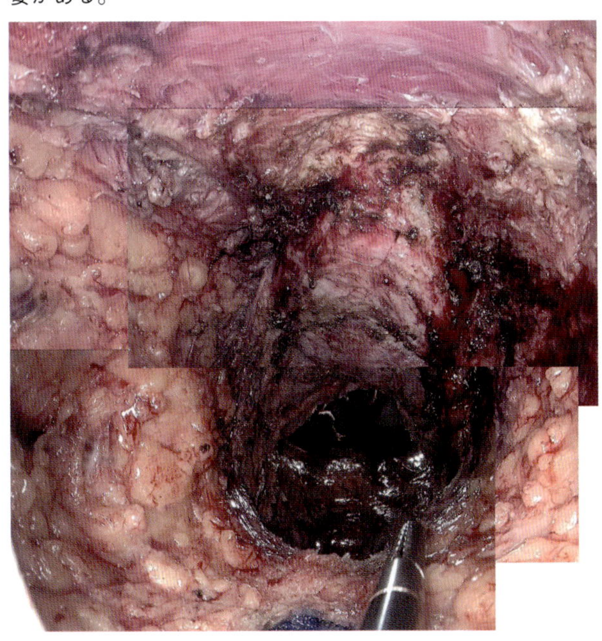
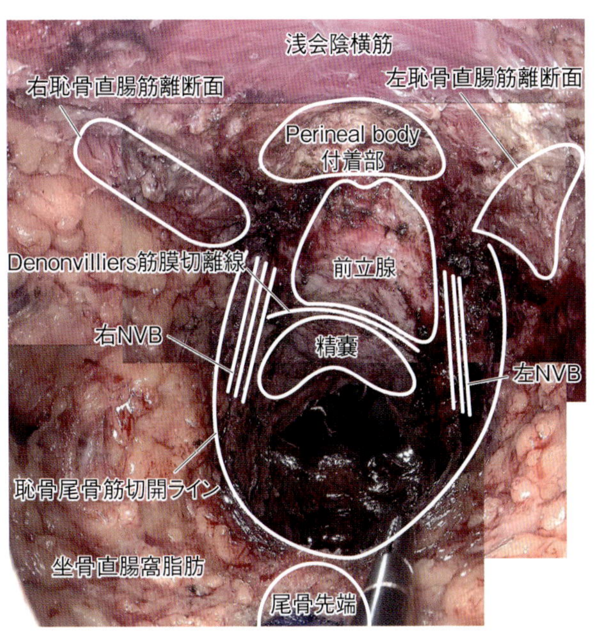

# Ⅳ トラブル・シューティング！

●直腸切断術の会陰操作におけるトラブルは，出血および腫瘍の不完全切除，周囲臓器損傷などが挙げられる。

## 1. 術中出血

### Q 出血の好発部位は？

▶Focus 3 の解説中にも書いたように，会陰操作に入って出血量がかさむ原因のほとんどは前立腺脇の NVB からの出血で，勢いは大したことはないものの，止血に難渋し長い操作時間を要するため，出血が多量になる場合がある。

### Q 出血の原因は？

▶会陰操作を行う際には前壁に存在する Perineal body に妨げられる格好で，標本の摘出まで前立腺の全貌を確認することができない。よって前立腺脇部の NVB も視認できないことがほとんどであり，これが意図しない出血の原因である。

### Q 術中出血の予防法は？

▶肛門挙筋を切った後に前立腺外側に見える脂肪組織内には NVB が含まれることを知っておく。しかし出血を恐れるあまり APR の適応となる進行癌に対して安易に直腸側の剥離層を選択することは，腫瘍学的に問題が多いこともある。

▶血流量が多い血管ではないので，前立腺の脇では電気メスのストロークを小さくし，鮮血の出血があれば「ここが NVB だから，しっかりと外側を進めておりマージンがとれているんだ」と開き直るくらいの気概も必要である。その場合ガーゼ圧迫等で効率よく止血しながら標本摘出に努め，その後に止血を行う。

### Q 出血時の対応は？

▶前述のように NVB は熱凝固による止血がしづらく，不要な焼灼は神経へのダメージも引き起こすため，標本摘出後の針付き糸による Z 縫合が最も確実な止血法であり推奨する。

## 2. 腫瘍の不完全切除

### Q どんなときに起こるのか？

▶APR 術後の局所再発率は直腸癌に対する術式のなかでは最も高く問題である。少なくとも，未熟な技術による腫瘍への切り込みや直腸損傷による腫瘍散布での再発は起こしてはならない。しかし，術前画像診断でミリ単位での剥離マージンしか確保できない場合や，予測できない NVB 付近での神経浸潤などで起こるべくして生じてしまうこともある。

### Q 腫瘍遺残への対策は？

▶術中に腫瘍の最深部付近の剥離面に硬さを感じた場合には，剥離層を外側に修正することをまず考慮する。また標本の剥離面の術中迅速病理診断も躊躇してはいけない。

▶NVB は片側を完全切除しても永久的な排尿障害とはならないため，術前の画像診断で腫瘍が近接している場合には下膀胱動脈や側方リンパ節(No.263)や精嚢などと，自律神経，直腸をen blocに切除することも考慮する(図10)。

▶また前壁で遺残を認める可能性がある場合は，骨盤内臓全摘が求められることがあることも念頭に置いて患者への説明を行う必要がある。低位直腸癌の手術自体が患者のQOLを犠牲にするが，APR後の局所再発は患者QOLを著しく損なうものであるため，直腸外科医に求められる責任はきわめて大きいといえる。

## Q その他の対策は？

▶術前放射線化学療法が直腸癌術後の局所再発を抑制することがわかっており，症例によって重要である。視野の悪い会陰操作において手術中に柔軟に対応することは難しく，術前の診断とそれに対する治療計画がすべてである。

**図10 左自律神経・精嚢合併切除による拡大APR**

左NVBに浸潤する癌に対して精嚢を合併切除することで広い範囲の自律神経切除が可能になる。また側方腔より挙筋を切り始めており，挙筋方向にも最大限のマージンがとれる方法である。

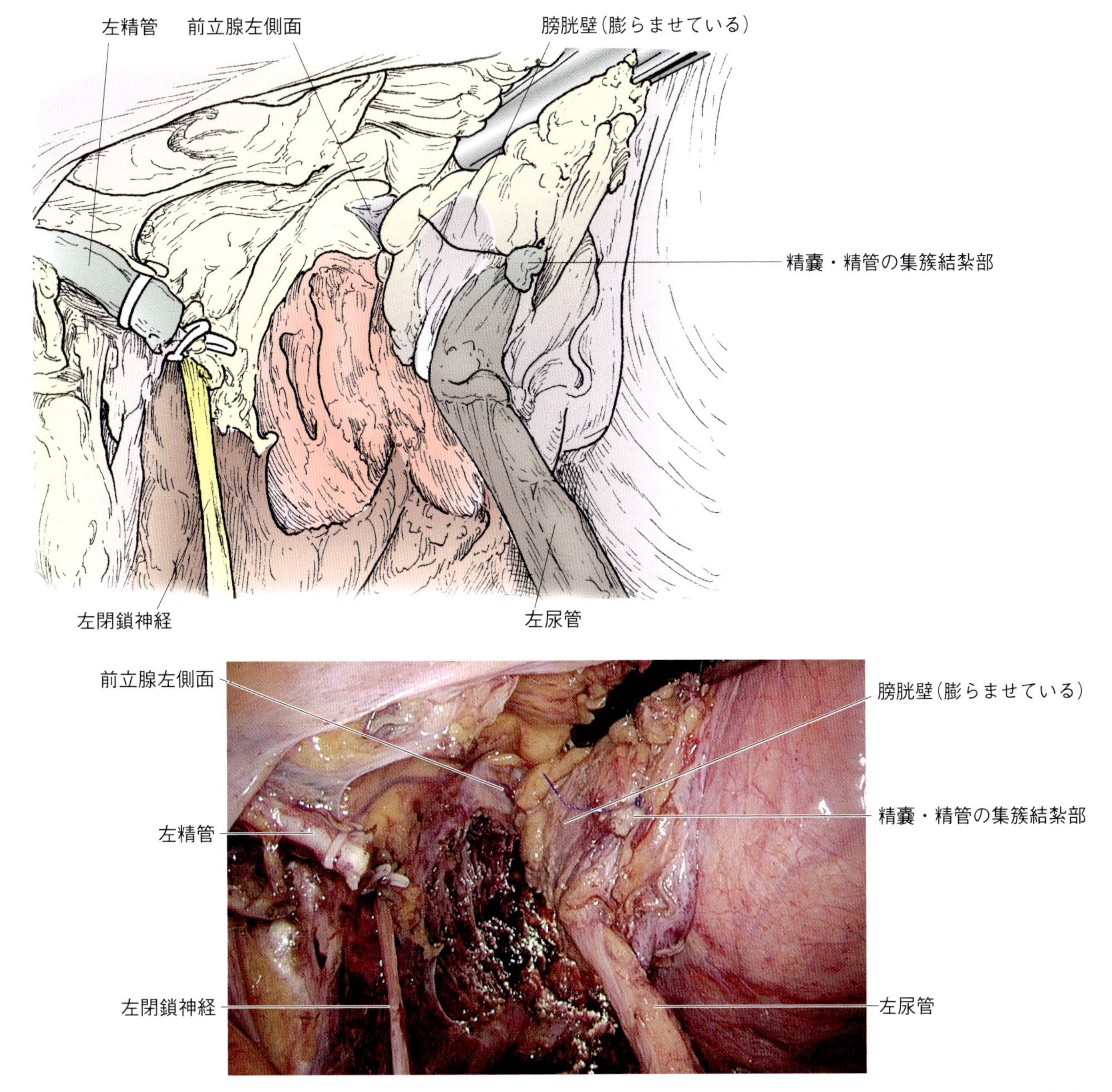

## 3. 周囲臓器損傷

### Q 術中損傷の好発部位は？

▶術中損傷が多く認められるのは直腸であり，その他に男性では前立腺脇のNVBやまれに尿道にも損傷が報告され，女性では大部分が膣である。いずれも直腸前壁の剥離操作の際に生じる。

### Q 術中損傷の原因は？

▶手術手技にも書いたが，直腸切断術における直腸前壁の剥離はPerineal bodyの存在により剥離層を見失う部位がある。このときに直腸損傷を恐れ前壁側を進むと尿道や膣に近付き，逆に膣損傷や尿道損傷を気にしすぎると直腸壁内に剥離が進む。経験のある外科医でもPerineal bodyを真正面から切り込むと自分の現在位置を容易に見失うことが多い。つまり周囲臓器損傷の原因は手順不足（正面突破を図ろうとすること）によるところが大きい。

### Q 術中損傷の予防法は？

▶本項で何度も繰り返し述べているように，前壁の剥離を進める前に腹腔側から確認できる前立腺後面と直腸の剥離面を会陰から認識することである。この層は自律神経を温存しない場合，同側のRetzius腔からも確認することができる。間違いのない剥離層を確認後，会陰側から見て奥から手前にその空間を広げていくことが，間違った剥離層に迷い込まない最大の対策である。

### Q 臓器損傷を起こした場合の対処法は？

▶直腸損傷を起こした場合，腫瘍や細菌の散布を伴うことから，閉創前の洗浄をしっかりと行う必要がある。腫瘍部での損傷があった場合には周囲臓器の拡大切除も考慮される。膣損傷は損傷部を縫合糸で結紮すればよい。尿道損傷は完全断裂でなければ損傷部を縫合し，バルーンカテーテルを長期留置する。膣損傷は全層の縫合閉鎖を行うが，針の刺入は膣側からでも会陰側からでもよい。婦人科や泌尿器科といった冷静な第三者に相談することも重要である。

### ◇ 参考文献


1) Miles WE, ENG FRCS, LOND LRCP: A method of performing abdomino-perineal excision for carcinoma of the rectum and of the terminal portion of the pelvic colon. Lancet 1908; 172: 1812-13.
2) Muro S, Tsukada Y, Harada M, et al: Spatial distribution of smooth muscle tissue in the male pelvic floor with special reference to the lateral extent of the rectourethralis muscle: Application to prostatectomy. Clin Anat 2018; 31: 1167-76.

Column

**「"会陰操作" に光を当てる」**

腹会陰式直腸切断術はMiles手術として100年以上前から行われ，今でも低位直腸癌に対するゴールデンスタンダードに据えられた大腸領域で最も有名な術式である。それにもかかわらず，いまだにその会陰操作に苦手意識をもつ外科医が多いというのは一見不思議に思える。多くの中堅外科医にとってこの手術は，ベテラン医師が単独で行い，創部に指を差し入れて手探りを多用し，光も届かない深い術野で行われるイメージが強く，指先をセンサーにした達人の手技という印象が強い。術野を覗きたくても，無影灯の光に影を差すと怒られ鉤を引くのに精一杯になる。そのため，いよいよ自らこの手術を行う際に，正確な知識や経験が浅くなりがちで，尿道損傷や出血を必要以上に恐れることで直腸壁側に近付いてしまうことが多く，苦手意識が植え付けられてしまう。これが，この術式が高い局所再発率をもつ原因の一つになっている可能性がある。逆にいえば，最も古い術式でありながら，まだまだ改善の余地が大きく残されている術式といえるのではないだろうか。

鏡視下手術の恩恵で深部の手術解剖学や，再現性をもって安全に行うことができる手順が確立してきた。われわれは達人たちが指先のセンサーで何を感じていたのかを知り，「術前画像診断」による綿密に計画された治療計画のもと，不本意な局所再発を減らしていかなければいけない。「Perineal body（前壁構造）」を理解しその攻略法を知ることは，この術式だけではなくISRなどのadvanceな術式にも必要不可欠であり，狭い骨盤内で腫瘍最深部の「剥離断端」を稼ぐ方法につながる。

# 側方リンパ節郭清

石部敦士[*1]，渡邉　純[*2]，大田貢由[*2]

*1 横浜市立大学医学部消化器・腫瘍外科学

*2 横浜市立大学附属市民総合医療センター消化器病センター

## 手術手技マスターのポイント

1. 側方リンパ節郭清に必要な解剖のランドマークを理解することが重要である。
2. 尿管下腹神経筋膜と膀胱下腹筋膜によって剥離層を明確にし，2 葉に分離することで不要な出血，神経損傷を予防できる。

**略語一覧**

- NVB：neurovascular bundle，神経血管束

## I 手術を始める前に

### 1. 側方郭清の適応（臨床判断）

**(1) 適応となる場合**

- 腫瘍下縁が腹膜反転部より肛門側にあり，深達度が cT3 以深あるいは cN(+)であるとき。
- 明らかな側方リンパ節腫大を認めるとき。

**(2) 適応としない場合（筆者施設の方針）**

- 上記以外，または側方リンパ節に腫大がなく，術前治療として化学放射線療法を施行しているとき。
- 大腸癌治療ガイドライン[1)]では「腫瘍下縁が腹膜反転部より肛門側にあり，深達度が cT3 以深の直腸癌には側方郭清を推奨する。側方転移の診断基準は確立されておらず，現時点では側方郭清を省略できる症例の基準は明らかではない。」とされており，基本的には腫瘍下縁が腹膜反転部より肛門側で cT3 以深の症例が適応となる。しかし，術前化学放射線療法を施行した症例においては，側方リンパ節腫大がなければ省略可能としている施設も多い。

### 2. 手術時の体位と機器（図 1）

- 腹腔鏡下手術ではマジック・ベッドを用いて，両上肢は挙上せず，砕石位とする。手術時は頭低位で行う。術者は郭清部位と対側に立つことが多い。スコピストは患者右側頭側に立ち，助手は術者対側に立つ。モニターは患者足側に置く。
- エネルギーデバイスはそれぞれの特性を熟知して使用すればよく，電気メス，超音波凝固切開装置，シーリングデバイスなど使用する。骨盤深部の静脈性の出血にはソフト凝固が有用であるため，可能であれば準備する。

**図1** 体位と機器（左側側方リンパ節郭清時の配置）

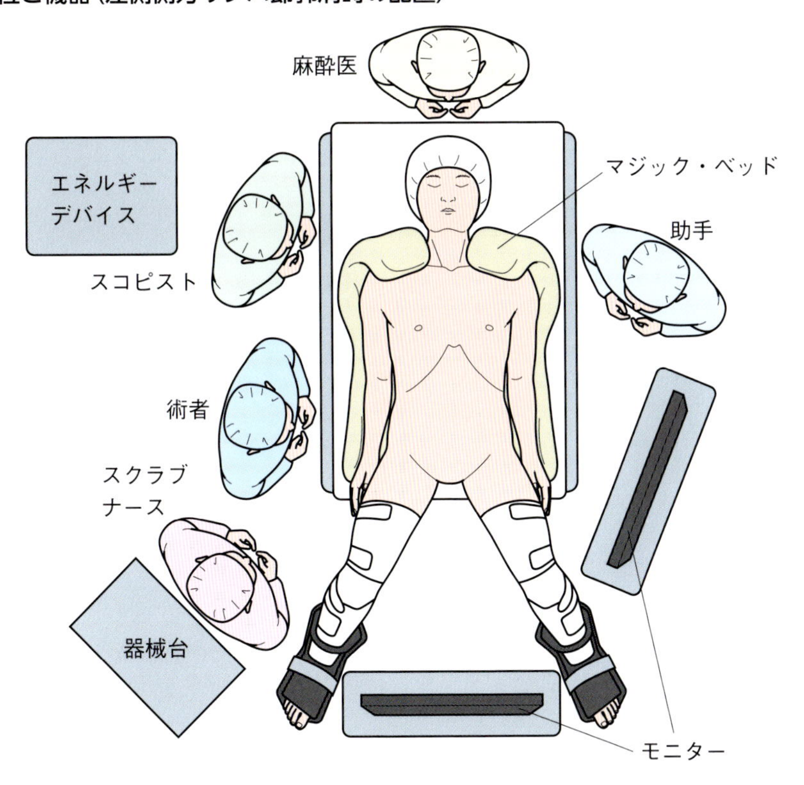


**図2** トロッカー配置

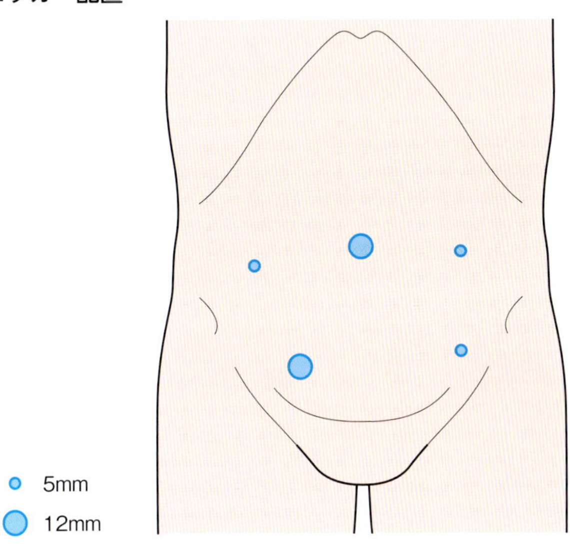


## 3. 腹壁創（図2）

- 通常は低位前方切除術・括約筋間直腸切除術（ISR）・直腸切断術によって原発巣の腸管切除後に側方郭清を行う。よって，トロッカー配置はそれぞれの術式の配置で行う。

## 4. 周術期のポイント

### (1) 術前

- 術前にCT検査, MRI検査で側方転移リンパ節の位置を把握しておくことが重要である。特に腹腔鏡下手術では触診ができないため，術前の画像診断から郭清範囲［骨盤神経叢，神経血管束（NVB）や血管合併切除など］を決定する。

●側方郭清を行うことによって，少なからず排尿障害が生じる。骨盤神経叢を温存していれば自己導尿になることはほぼないが，一過性の排尿障害が生じることは術前からインフォームド・コンセントしておくことが重要である。

**(2) 術後**

● JCOG 0212の結果では，側方郭清を施行すると術後排尿障害が5%に生じるとされている[2)]。残尿量が多い(50～100mL以上)状態が続く場合は，泌尿器科へコンサルトすることが望ましい。

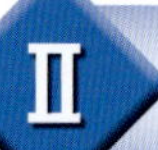

# Ⅱ 手術を始めよう―手術手技のインデックス！

## 1. 手術手順の注意点

●標準的な手術手順を以下に示す。

本書では通常の側方郭清で郭清されるNo.263リンパ節，No.283リンパ節の郭清について述べる。シェーマは左側側方リンパ節郭清を示す。

1) 尿管，下腹神経，骨盤神経叢を尿管下腹神経筋膜に包まれたまま，膀胱下腹筋膜の内側面との間で剥離を行い，側方郭清の最内側面を決定するとともに，確実に神経(下腹神経，骨盤神経叢)温存を行う。

2) 外腸骨静脈内側縁から閉鎖腔へ入り，腰筋，閉鎖筋，肛門挙筋腱弓まで剥離し，郭清の最外側面を決定する。

3) 臍動脈索外側から膀胱下腹筋膜外側面と閉鎖領域リンパ節(No.283)の間を剥離し，郭清する閉鎖領域リンパ節と内腸骨動脈領域リンパ節(No.263)を分ける。

4) 膜の剥離によって領域に分かれたNo.263とNo.283をen-blocに郭清を行う。

## 2. 実際の手術手順(左側)

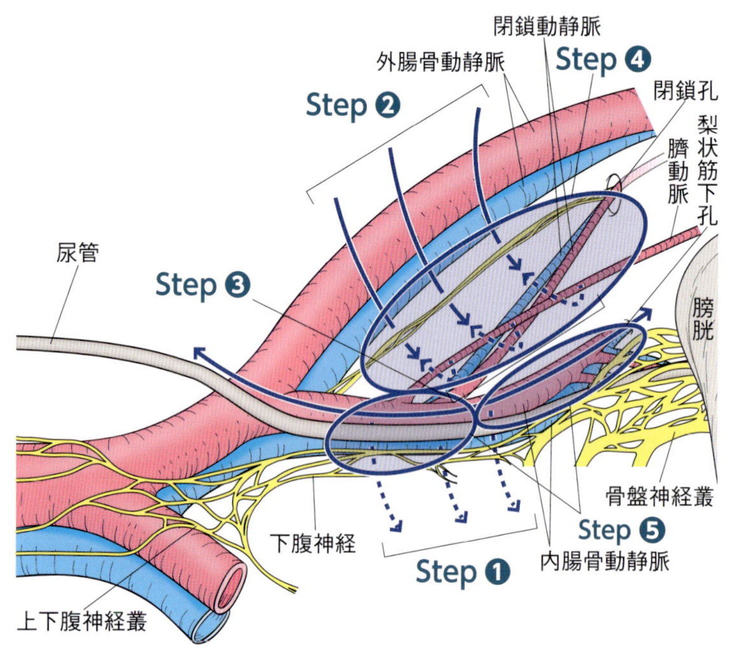


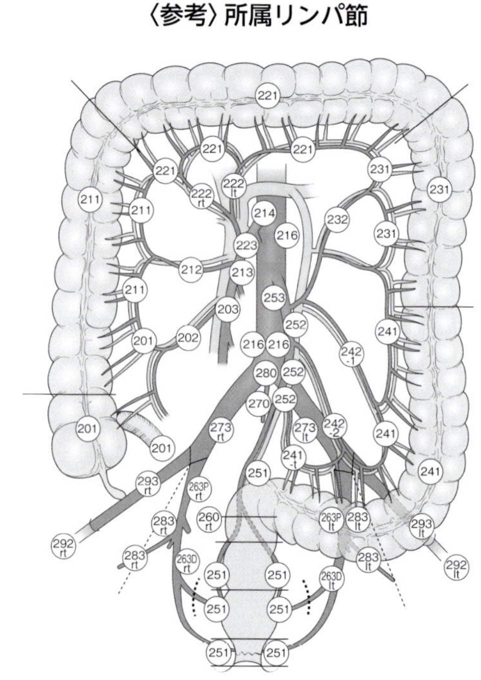


(大腸癌研究会編：大腸癌取扱い規約 第9版．金原出版，東京，2018を参考に作成)

［Focus は本項にて習得したい手技（後述）］

**Step ❶** (p.120)

**尿管下腹神経筋膜と膀胱下腹筋膜内側面との剥離** Focus 1

a. 尿管の同定，剥離

b. 尿管と下腹神経，骨盤神経叢を尿管下腹神経筋膜へ包まれた面として剥離

**Step ❷** (p.123)

**郭清範囲の最外側面である壁側骨盤筋膜（腰筋，閉鎖筋）と No.283 リンパ節（外側面）の剥離（図A）** Focus 2

a. 外腸骨静脈と臍動脈索の間で腹膜を切開

b. 外腸骨静脈内側で閉鎖腔へ入り，腰筋・内閉鎖筋を露出

c. 尾側は肛門挙筋腱弓が確認できるまで剥離

**Step ❸** (p.125)

**膀胱下腹筋膜外側面と No.283 リンパ節（内側面）の剥離（図B）** Focus 3

a. 臍動脈索外側で膀胱下腹筋膜外側面を露出，剥離

b. 膀胱下腹筋膜に沿って，肛門挙筋腱弓に至るまで剥離

**Step ❹** (p.127)

**No.283 閉鎖腔領域リンパ節の郭清（図C）** Focus 4

a. No.293 へ続くリンパ管の処理

b. 閉鎖動静脈の末梢側（閉鎖孔付近）で切離

c. No.283 リンパ節の中枢側を切離（内外腸骨動静脈分岐部）

d. 閉鎖神経を温存，閉鎖動静脈の中枢側切離，No.283 背側を剥離

**Step ❺** (p.129)

**No.263 内腸骨動脈領域リンパ節の郭清（図D）** Focus 5

a. 上膀胱動脈を温存し，内腸骨動静脈周囲のリンパ節郭清

b. 下膀胱動静脈は症例によって合併切除

A：側方郭清の最外側面（腰筋，閉鎖筋）と No.283 リンパ節（外側面）の剥離

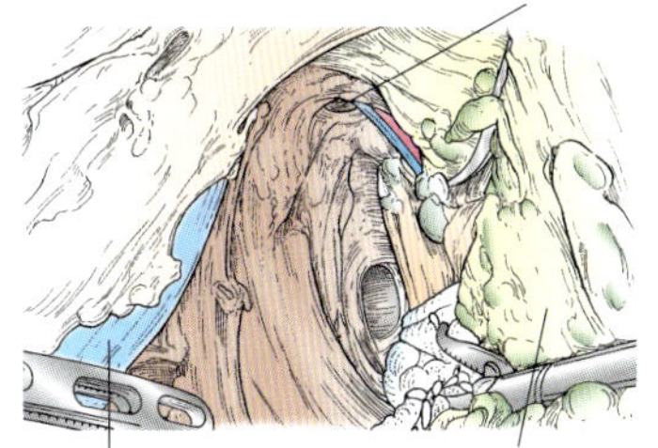


B：膀胱下腹筋膜外側面と No.283 リンパ節（内側面）の剥離

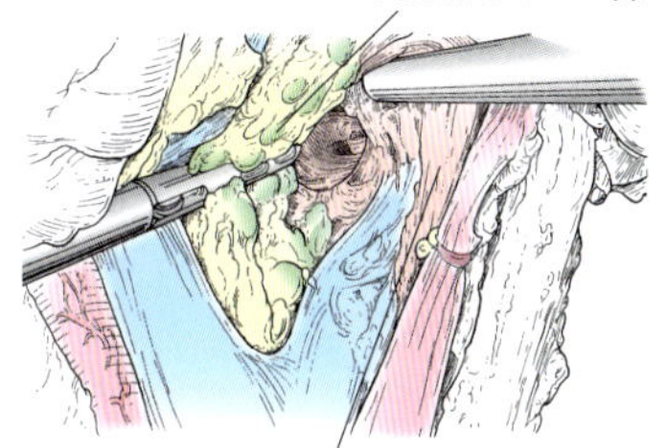


C：No.283 閉鎖腔領域リンパ節の郭清

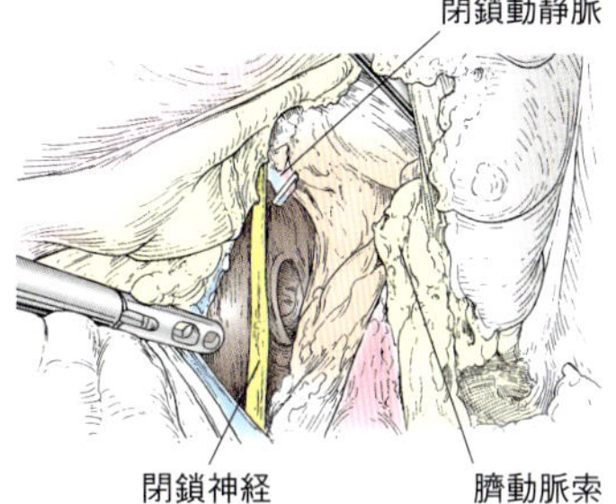


D：No.263 内腸骨動脈領域リンパ節の郭清

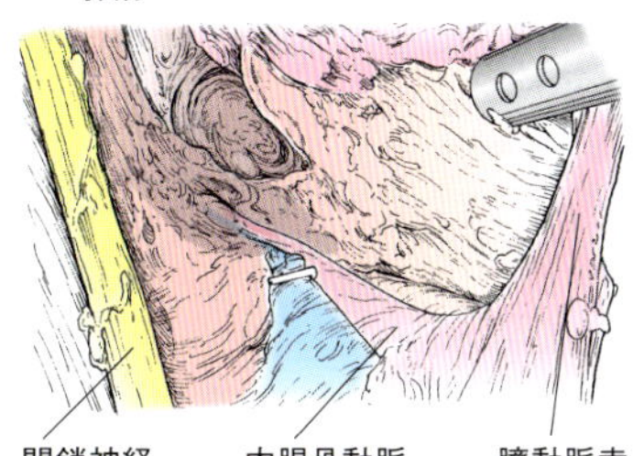

## Ⅲ 手技をマスターしよう！

●本項では左側の側方リンパ節郭清を示す。

Step ❶

### Focus 1 尿管下腹神経筋膜と膀胱下腹筋膜内側面との剥離

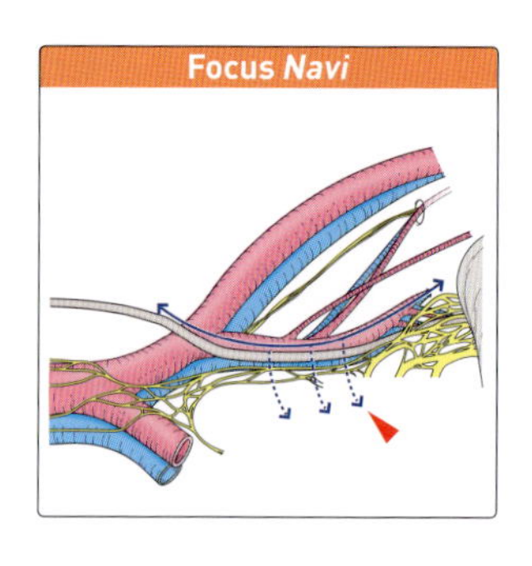


#### 1. 手技のスタートとゴール

●尿管・下腹神経・骨盤神経叢を可能な限り内側へ剥離する（図3）。

**図3 尿管下腹神経筋膜と膀胱下腹筋膜の2葉を十分剥離する**

a：尿管の同定と尿管下腹神経筋膜の剥離

b：尿管下腹神経筋膜（尿管，下腹神経，骨盤神経叢）と膀胱下腹筋膜の剥離

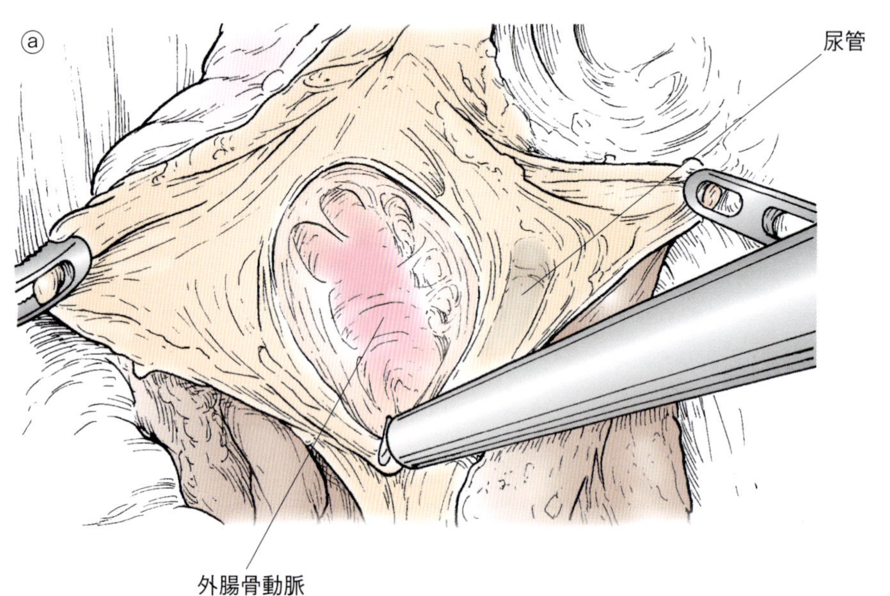


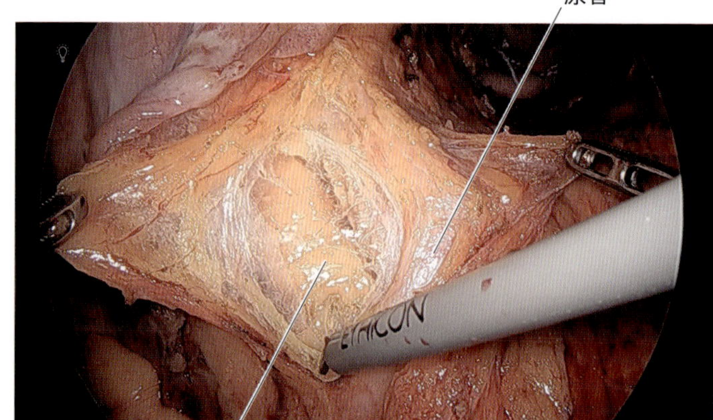

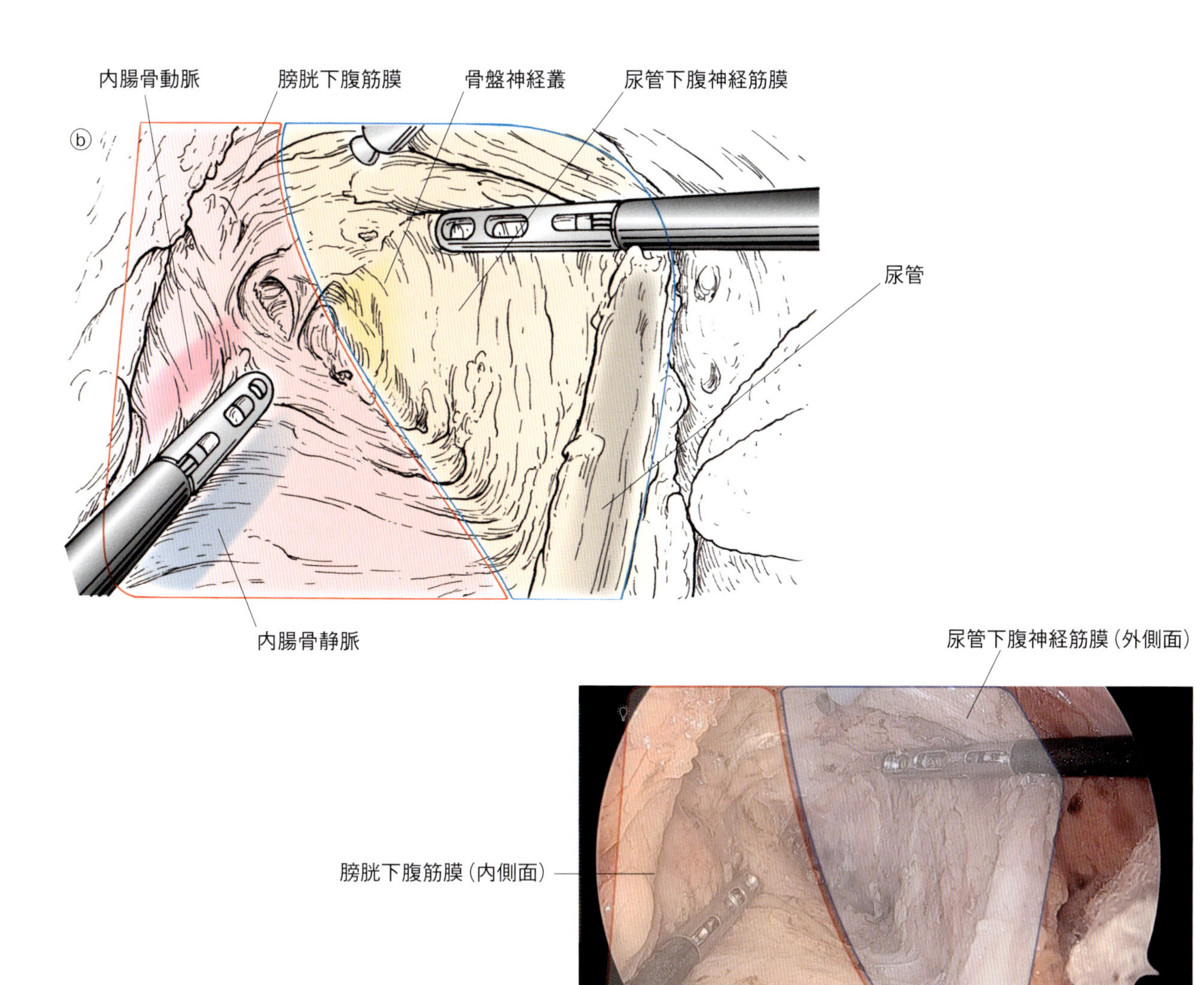


## 2. 手技の習得

◉ **手技の概要**

尿管および下腹神経・骨盤神経叢を包む尿管下腹神経筋膜と No.263 リンパ節を包む膀胱下腹筋膜の 2 葉に分離し，No.263 郭清時に，温存すべき尿管・神経（下腹神経，骨盤神経叢）を損傷しないようにする（▶ 1）。

◉ **手技習得のポイント**

(1) 第一歩として，大動脈分岐部レベルより頭側で尿管を同定し，その外側で剥離を開始する。

(2) 術者と助手との適切なカウンタートラクションによって疎な剥離層が自然と明らかになる。

▶ 1

（動画時間 01：40）

## 3. アセスメント

### Q 膀胱下腹筋膜とは？

▶腎筋膜を骨盤側へ追跡すると，腎の高さでは大動脈・下大静脈・尿管・精巣動静脈が腎筋膜によりひと包みにされているが，さらに骨盤側へ追うと精巣動静脈・精管を包む膜（精管精巣動静脈筋膜），尿管と下腹神経・骨盤神経叢を包む膜（尿管下腹神経筋膜）および大動脈を包む膜は内腸骨血管鞘に連続する膜（膀胱下腹筋膜）の3葉に分かれる。

▶膀胱下腹筋膜は臍動脈索を頂点として，物干しロープにかけたシーツのように垂れ下がり，内腸骨血管を覆っている[3]。この膜構造を理解して側方郭清を行うことによって，出血の少ない自律神経温存側方郭清が可能となる。

### Q 尿管はテーピングしたほうがよい？

▶尿管下腹神経筋膜を把持・圧排すれば，必ずしもテーピングの必要はないが，十分なカウンタートラクションをかけられない，安定した視野を確保したい場合はテーピングしてもよい。

### Q 剥離はどこまでするのか？

▶膀胱下腹筋膜は内腸骨動脈領域を包む膜であり，内腸骨動脈・内陰部動脈から分岐する下膀胱動脈の末梢では神経と一緒になって神経血管束を形成するため，尿管下腹神経筋膜と膀胱下腹筋膜は腹側の膀胱近傍では分離できない。そのため，神経損傷を避けるためにも尾側方向の剥離は骨盤神経が分離されていればよく，可及的剥離に留める。

### Q 出血しやすい箇所は？

▶2つの筋膜を交通する血管があるため，出血しないように凝固しながら剥離を進める。尿管剥離を膀胱側に進めると上膀胱動脈が横切るため，損傷・出血しやすい。

Step ❷

## Focus 2 郭清範囲の最外側面である壁側骨盤筋膜（腰筋，閉鎖筋）と No.283 リンパ節（外側面）の剥離

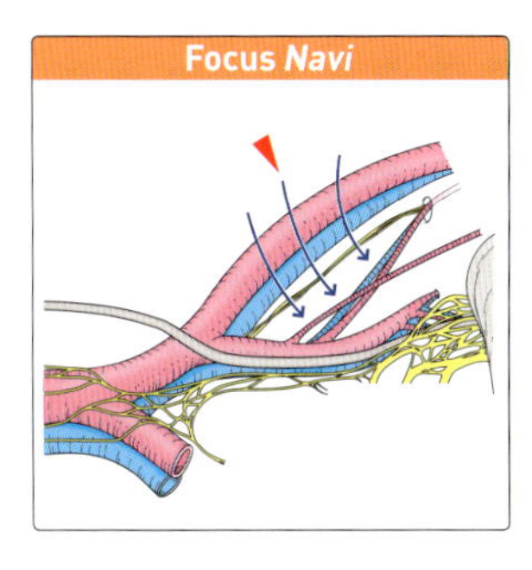


### 1. 手技のスタートとゴール

- 中枢側は内外腸骨動脈分岐部，尾側は肛門挙筋腱弓を露出するまで剥離する（図4）。

**図4 郭清の最外側面である壁側骨盤筋膜（腰筋，閉鎖筋）と No.283 リンパ節（外側面）の剥離**

a：外腸骨静脈内縁から閉鎖腔へ入る。
b：No.283 リンパ節を内側へ剥離しつつ，壁側骨盤筋膜を露出，肛門挙筋腱弓に至る。

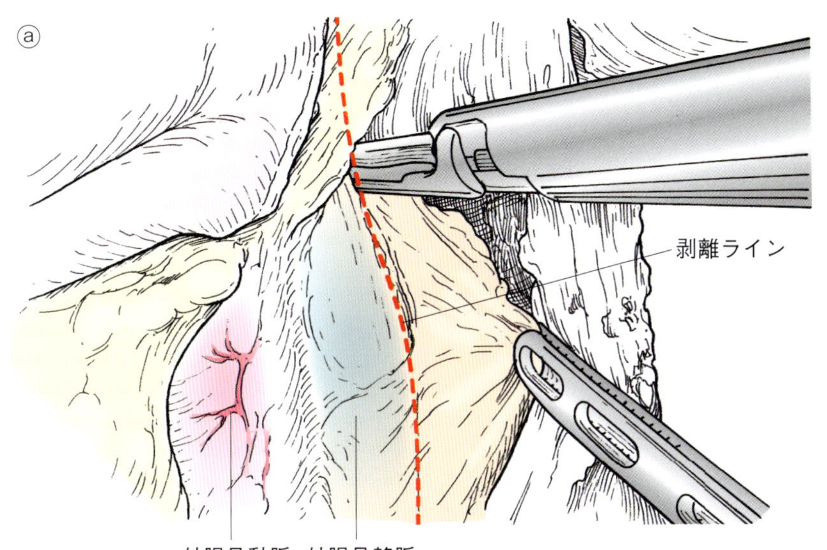


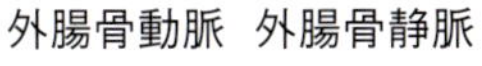


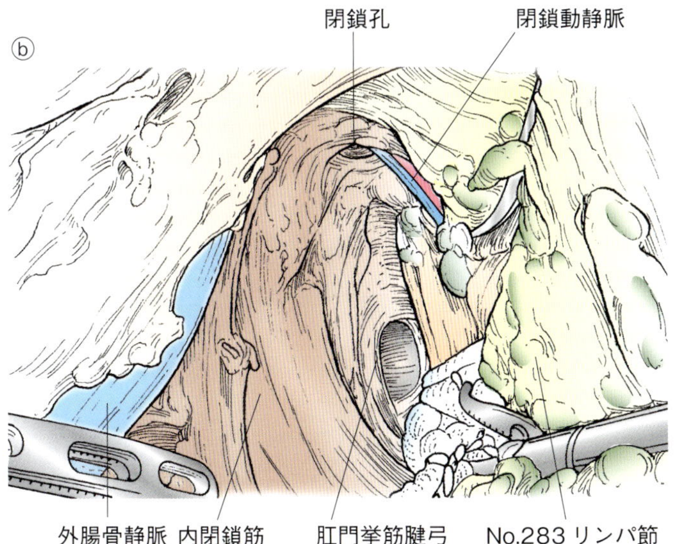


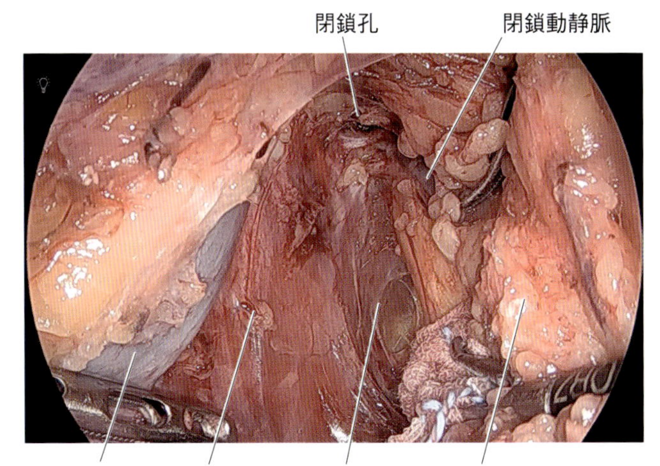

## 2. 手技の習得

◉ **手技の概要**

側方リンパ節郭清の最外側面である腰筋，閉鎖筋と No.283 リンパ節の外側面を剥離する（▶2）。

◉ **手技習得のポイント**

(1) 腹膜の切開を男性では精管，女性では子宮円索に注意して，その腹側まで切開すると広い視野が得られる。

(2) 外腸骨静脈内縁から閉鎖腔へ入る際に静脈損傷に気を付ける。

(3) 骨盤壁からも細い穿通枝があるため，これを止血しながら剥離する。

▶2

（動画時間 02：11）

## 3. アセスメント

### Q 外腸骨静脈の展開の方法は？

▶腹腔鏡下手術では助手の鉗子 2 本で手前に転がすように圧排する。特に腹腔鏡では助手の鉗子の固定は難しく，動きやすいので，助手と連携して静脈損傷に気を付けて剥離する。開腹手術では尿管鉤や細い（1.5cm）脳ベラを曲げて静脈を外側へ圧排すると安定した視野となる。

### Q 剥離層の設定は？

▶側方郭清の最外側面は腰筋，閉鎖筋であるので筋膜を損傷しないように，また脂肪織を取り残さないように剥離を行う。

▶細かい穿通枝が出てくるので，適宜電気メス，エネルギーデバイスで止血し，視野をドライに保つようにする。

Step ❸

## Focus 3 膀胱下腹筋膜外側面とNo.283リンパ節（内側面）の剥離

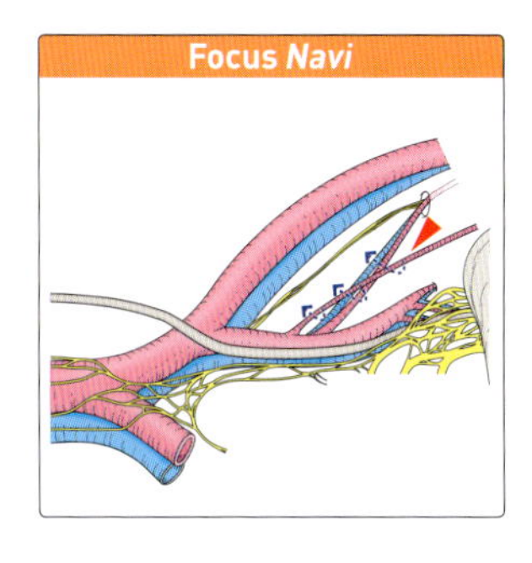


### 1. 手技のスタートとゴール

- 膀胱下腹筋膜に沿って尾側へ剥離を進め，肛門挙筋腱弓を確認する（図5）。

**図5** 膀胱下腹筋膜外側面とNo.283リンパ節（内側面）の剥離

a：臍動脈索のすぐ外縁から膀胱下腹筋膜外側面へ入る。
b：No.283リンパ節を内側へ剥離しつつ，壁側骨盤筋膜を露出，肛門挙筋腱弓に至る。

ⓐ

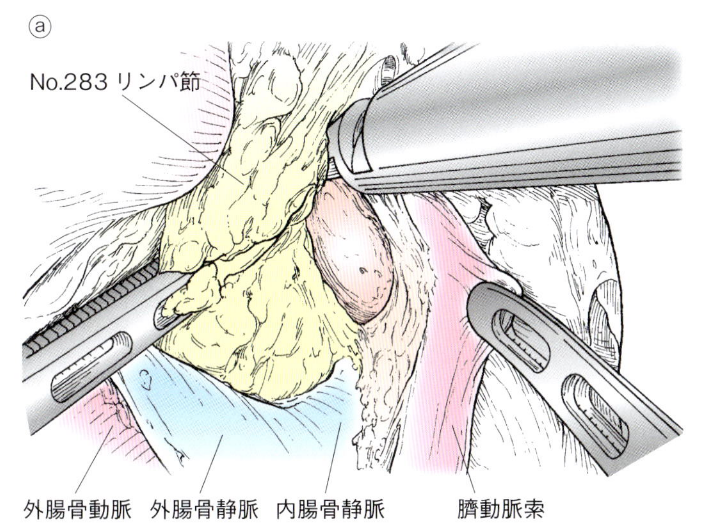


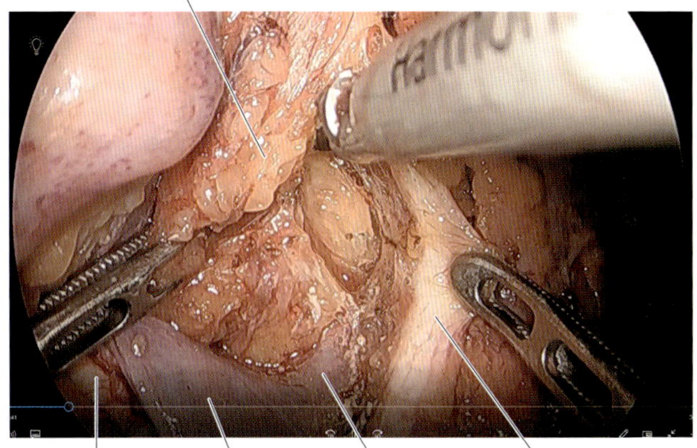


ⓑ

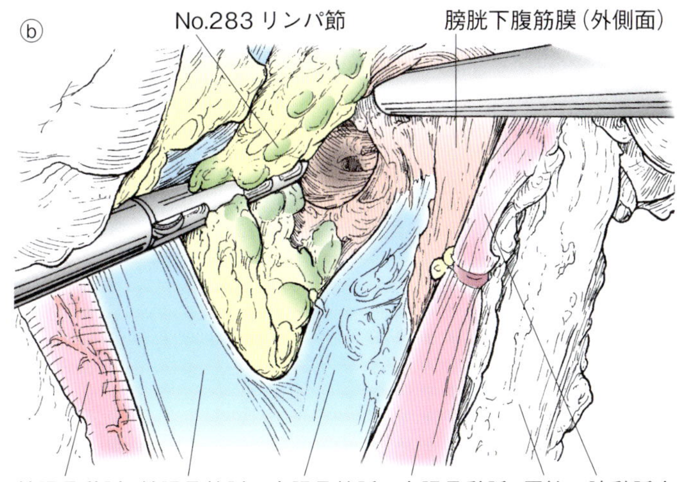


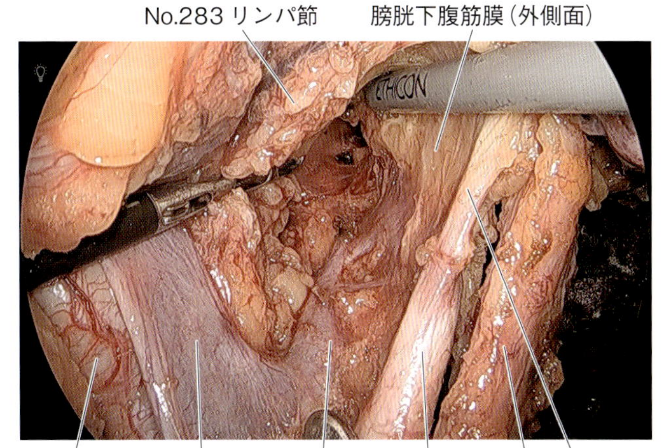

## 2. 手技の習得

◉ **手技の概要**

No.263 リンパ節を包む膀胱下腹筋膜の外側面と No.283 リンパ節（内側面）の剥離を行う（3）。

◉ **手技習得のポイント**

(1) 膀胱下腹筋膜と No.283 リンパ節の剥離の展開は，術者と助手のカウンタートラクションによって疎な剥離層が自然と明らかになる。

(2) 膀胱下腹筋膜に沿って剥離を行えば，No.263 リンパ節領域と No.283 リンパ節領域を分けることができる。

3

（動画時間 02：18）

## 3. アセスメント

### Q 術野形成はどのように行うのか？

▶助手の鉗子で臍動脈索，上膀胱・下膀胱動静脈を腹側へ牽引し，もう一方の鉗子で閉鎖領域の脂肪織を外側へ圧排すると，良好な視野が展開できる。

### Q 剥離層の設定は？

▶内腸骨動脈から分岐する臍動脈索のすぐ内側で剥離を開始すると，膀胱下腹筋膜の内側面に容易に入ることができる。

▶背側は内腸骨動静脈があり，閉鎖動静脈が分岐することもあるため，膀胱下腹筋膜の腹側（膀胱側）を先に広く剥離したほうが剥離しやすい。

### Q 剥離のピットフォールは？

▶閉鎖動静脈は内腸骨動脈から分岐することが多いが，バリエーションが豊富である。膀胱下腹筋膜と No.283 リンパ節が剥離しにくい場合は閉鎖動静脈が流入している可能性があるので慎重に剥離を行うか，後で剥離し（Focus 4），閉鎖動静脈を切離する。

Step ❹

## Focus 4 No.283 閉鎖腔領域リンパ節の郭清

### 1. 手技のスタートとゴール

●閉鎖神経を温存し，No.283 リンパ節を郭清する（図 6）。

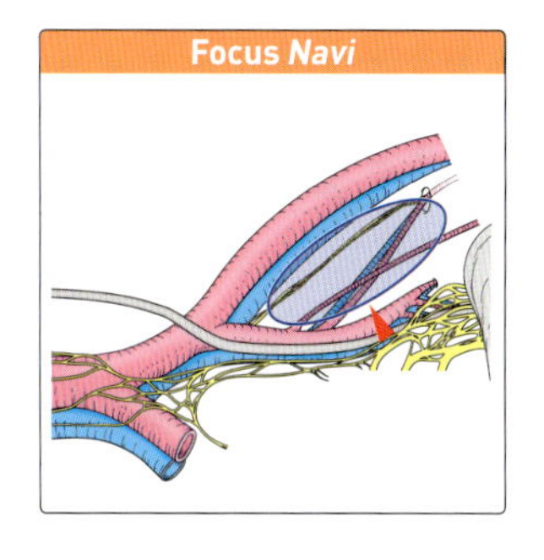


**図6** No.283 リンパ節（閉鎖腔領域）の郭清

a：No.283 リンパ節の内側・外側面はすでに剥離されている。
b：閉鎖神経を温存し，閉鎖動静脈を切離して郭清する。

ⓐ

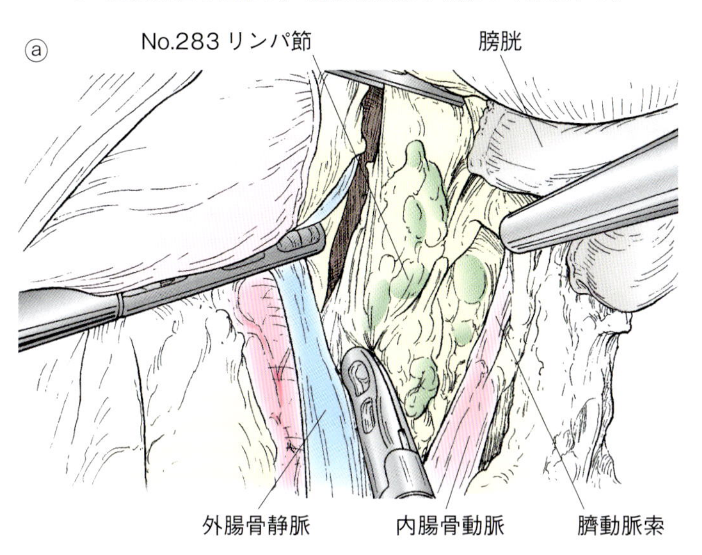


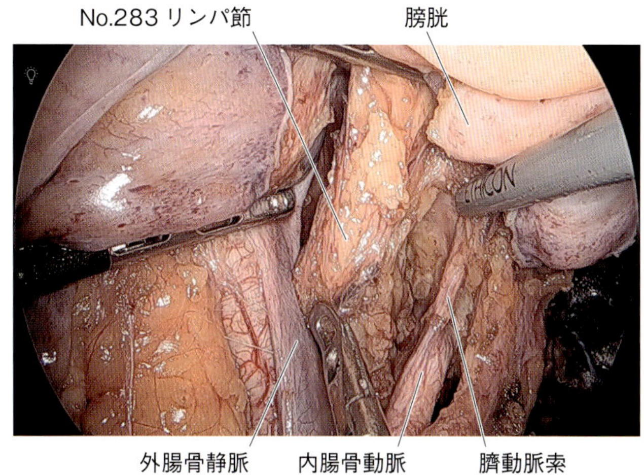


ⓑ

閉鎖神経　閉鎖動静脈（切離後断端，末梢側）

外腸骨静脈　肛門挙筋腱弓　膀胱下腹筋膜（外側面）　臍動脈索

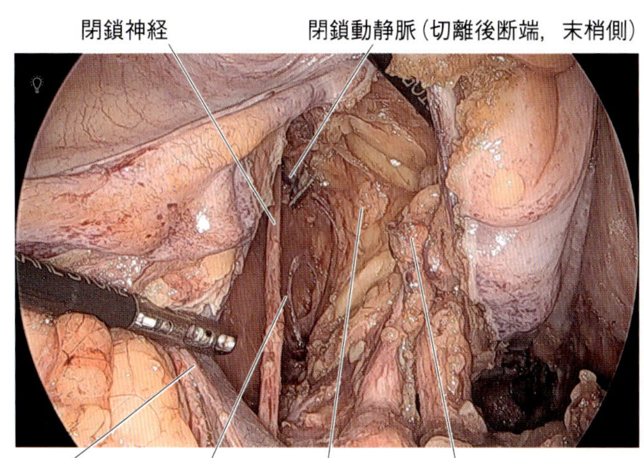

## 2. 手技の習得

### ◉ 手技の概要

Focus 1 ～ Focus 3 によって，郭清すべきNo.283リンパ節と膀胱下腹筋膜に包まれたNo.263リンパ節，また温存する尿管下腹神経筋膜（尿管，下腹神経，骨盤神経叢）の3つの領域に分けられた。No.283リンパ節は内外側面が剥離されているので，腹側（膀胱側），頭側（内外腸骨分岐部）および背側（仙骨神経叢前面）を剥離，閉鎖動静脈の切離を行う（4）。

### ◉ 手技習得のポイント

(1) 閉鎖神経を損傷しないように，エネルギーデバイスの使い方に注意する。
(2) 腹側では外腸骨動脈へのリンパ管，頭側剥離の内外腸骨分岐部でリンパ管を超音波凝固切開装置やシーリングデバイスで処理する。
(3) No.283リンパ節背側は仙骨神経叢をランドマークとして剥離する。

4

（動画時間 02：31）

## 3. アセスメント

### Q 閉鎖動静脈処理の方法は？

▶閉鎖動静脈は閉鎖孔へ入る部位および中枢側分岐部をクリップする。切除側はエネルギーデバイスで切離してもよい。閉鎖神経を損傷しないように先に閉鎖神経を確認・剥離しておくことが重要である。

### Q 閉鎖神経周囲剥離の方法は？

▶閉鎖神経はNo.283リンパ節脂肪織内を通過するので，脂肪織に割って入ることになるが，神経周囲はハサミ鉗子などで剥離したり，エネルギーデバイスによる熱損傷に注意する。開腹手術でもメッツェンバウム剪刀やバイポーラシザーズを用いるとよい。エネルギーデバイスを使用する際はそれぞれのデバイスの熱伝導に注意して使用する。

### Q No.283リンパ節の頭側はどこまで？

▶No.283リンパ節の頭側は内外腸骨動脈分岐部としているが，術野では静脈のすぐ背側でリンパ管を切離することとなる。腹腔鏡下手術ではこの部位の郭清が甘くなることがあるので注意する。

Step ❺

# Focus 5 No.263 内腸骨動脈領域リンパ節の郭清

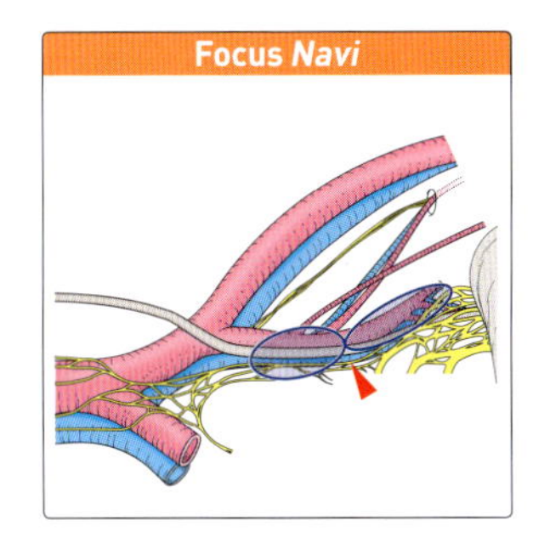




## 1. 手技のスタートとゴール

- 上膀胱動静脈を温存し，No.263 リンパ節（内腸骨血管領域）の郭清を梨状筋下孔（Alcock 管）まで行う（図 7）。

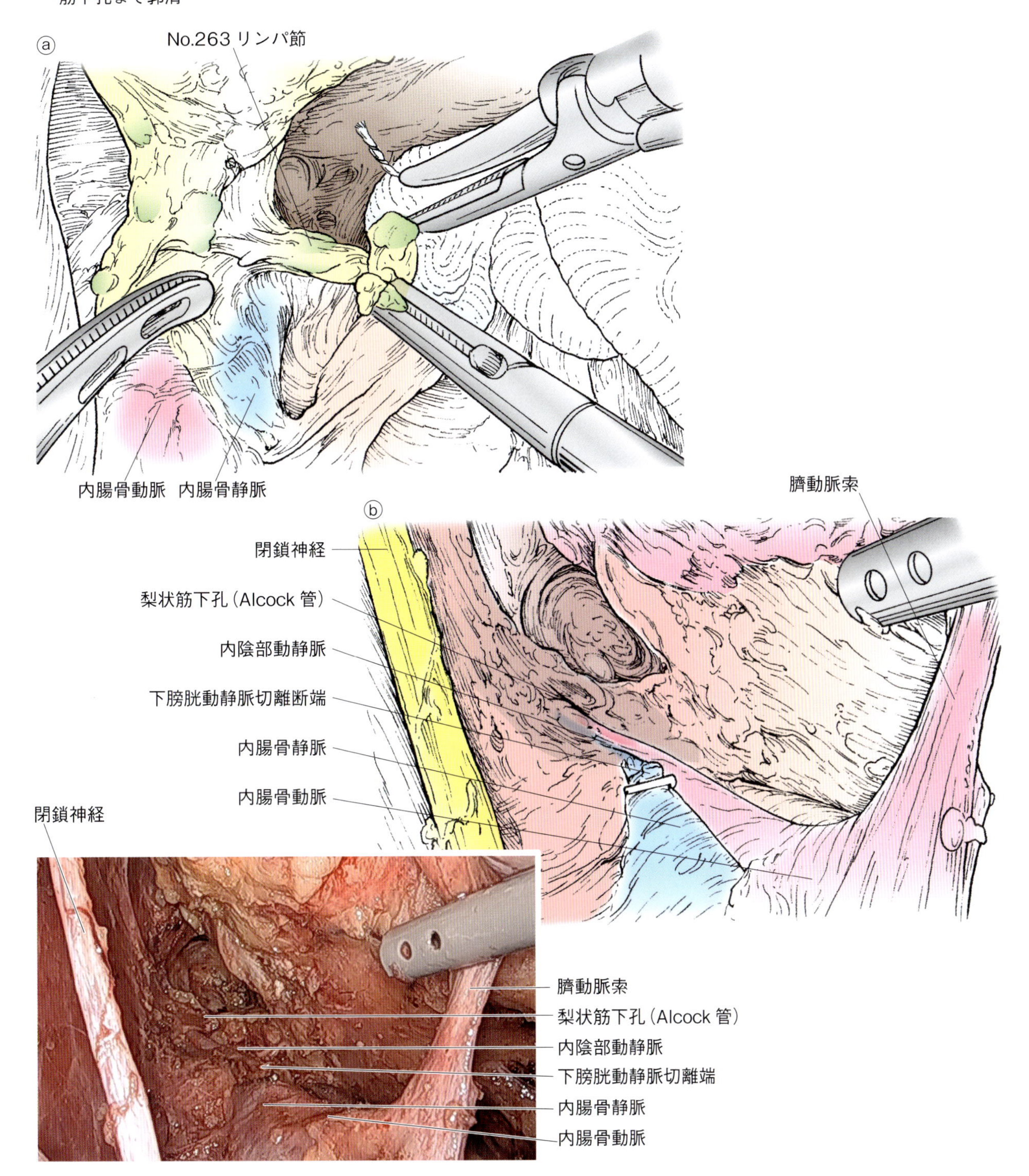


**図 7 No.263 リンパ節（内腸骨血管領域）の郭清**

a：内腸骨動静脈前面のリンパ節から郭清

b：臍動脈索，内腸骨動脈から分岐する上膀胱動静脈を温存し，下膀胱動静脈を切離しつつ，梨状筋下孔まで郭清

ⓑ'

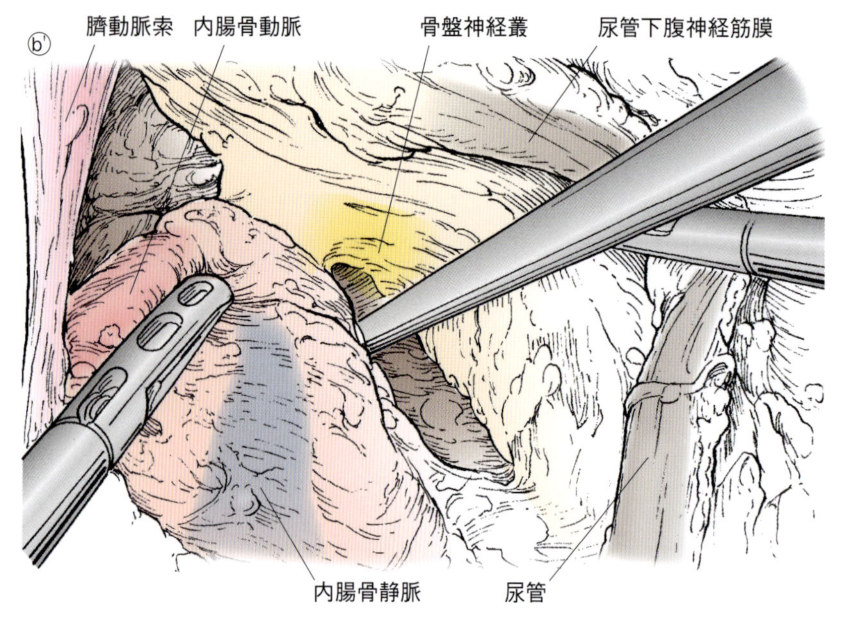


骨盤神経叢　尿管下腹神経筋膜
臍動脈索
内腸骨動脈　内腸骨静脈　尿管

## 2. 手技の習得

**◉ 手技の概要**

上膀胱動脈を温存し，膀胱下腹筋膜に包まれたNo.263リンパ節を郭清する。No.263Dリンパ節は下膀胱動静脈を合併切除したほうが確実に郭清が可能となる（▶5）。

**◉ 手技習得のポイント**

(1) 内腸骨静脈前面から内腸骨動脈周囲を郭清するが，分岐が多岐にわたるため，ショートピッチでの剥離が重要である。

(2) 上膀胱動脈を確実に温存し，下膀胱動静脈とともにNo.263Dリンパ節を郭清する。

▶5

（動画時間 04：02）

## 3. アセスメント

### Q 術野形成はどのように行うのか？

▶助手の鉗子で膀胱を腹側へ展開することによって，上・下膀胱動静脈に適切なテンションをかけることができる。

### Q 郭清はどこから行うのか？

▶内腸骨静脈の背面は郭清ができないので，前面の脂肪織から郭清を行い，内腸骨動脈周囲の郭清へ移行する。静脈の損傷は大出血を招くので注意する。静脈前面は疎な結合織であるので，鈍的剥離後に切離するとよい。

### Q 郭清のコツは？

▶内腸骨静脈前面の郭清の後は，内腸骨動脈に沿って剥離を行い，上膀胱動脈を温存した後は膀胱枝を適宜処理していくと，内陰部動静脈が梨状筋下孔（Alcock 管）へ入る部位まで郭清できる。

▶下膀胱動静脈の膀胱側は分岐が多岐にわたるため，シーリングデバイスで切離すると時間短縮になる。

## Ⅳ トラブル・シューティング！

- 側方リンパ節郭清におけるトラブル・シューティングとしては，①術中出血，②閉鎖神経損傷がある。

### 1. 術中出血

#### Q 術中出血の好発部位は？

▶術中出血の好発部位は閉鎖動静脈，下膀胱動静脈である。

▶閉鎖動静脈の特に中枢側は分岐が多岐にわたっているため，個体差が多く処理が定型化しにくい。

▶下膀胱静脈は動脈と並走することが多いが，分岐が多く，損傷しやすい。

#### Q 術中出血の原因は？

▶多くはエネルギーデバイスによる損傷や，組織牽引時に力が加わることによる損傷である。

#### Q 術中出血の予防法は？

▶閉鎖動静脈の分岐は多岐にわたるが，できる限り術前の画像診断で走行を把握しておくことが重要である。

▶内腸骨静脈の枝である下膀胱静脈は動脈のすぐ背面を走行するため，動脈の処理時に損傷することが多い。またリンパ節郭清時は電気メスやエネルギーデバイスを奥に突っ込みすぎないように，ショートピッチで剥離するように心掛ける。

#### Q 術中出血の対応は？

▶動脈からの出血では出血部位を把持しクリップ，あるいは結紮などで対処可能である。静脈系からの出血では把持をしようとすると静脈が裂け，損傷部位が大きくなる可能性があるため，まずガーゼなどで圧迫する。多少の出血であれば圧迫で止血できる。

▶圧迫で止血困難な場合は，チェリーダイセクターで損傷部中枢と末梢側を圧迫して損傷部位を同定し，その後にクリップ，縫合結紮による止血を行う。

▶骨盤壁側からの出血でクリップや縫合止血が困難な場合は，ソフト凝固を用いると止血できることが多い。

▶側方郭清時の出血は大出血につながる可能性があるので，止血ができる環境，機器を準備することが重要である。

### 2. 閉鎖神経損傷

#### Q 閉鎖神経損傷の好発部位は？

▶No.283 リンパ節郭清時の中枢側リンパ管処理時に損傷しやすい。

#### Q 閉鎖神経損傷の原因は？

▶内外腸骨動静脈分岐部の比較的浅い部分に閉鎖神経があるため，閉鎖神経を確認してからリンパ管をシールする。

▶助手の鉗子による閉鎖神経圧排やエネルギーデバイスによる熱損傷によって，術後に閉鎖神経麻痺を生じる。

## Q 閉鎖神経損傷の予防法は？

▶No.283リンパ節郭清時は必ず閉鎖神経を確認してから中枢側リンパ管，閉鎖動静脈の処理を行う。閉鎖神経を確認するまでは，エネルギーデバイスなどで一度に多くの組織を切離しないほうがよい。

▶助手の鉗子で圧排する際には必要最小限の力で行うようにする。

## Q 閉鎖神経損傷時の対応は？

▶閉鎖神経は大腿内側面の皮膚の知覚神経，股関節を構成する内転筋（外閉鎖筋，長内転筋，短内転筋，小内転筋，大内転筋，薄筋）を支配するため，圧迫による一過性の麻痺の場合は，大腿内側面の知覚鈍麻であり，数日から数週間で回復する。しかし，閉鎖神経を離断した場合は，歩行障害は現れないが，内転筋の筋力が低下するため，下肢内転が困難となり（足が組めなくなる）リハビリテーションが必要となる。

### ◇ 参考文献

1）大腸癌研究会編: 大腸癌治療ガイドライン医師用2019年版. 金原出版, 2019.
2）Fujita S, Akasu T, Mizusawa J, et al: Postoperative morbidity and mortality after mesorectal excision with and without lateral lymph node dissection for clinical stage II or stage III lower rectal cancer (JCOG0212): results from a multicentre, randomised controlled, non-inferiority trial. Lancet Oncol 2012; 13: 616-21.
3）佐藤達夫: 骨盤外科解剖序論. Jpn J Endourol 2012; 25: 2-10.

Column

### 「側方郭清は必要か？」

術前側方リンパ節転移（短径10mm以上）のない症例に側方郭清は必要か？という疑問に対し，わが国の33病院において，TME単独療法のTME＋側方郭清療法に対する非劣勢を検証するランダム化比較試験（JCOG 0212）が行われた。短期成績では側方郭清を施行しても術後合併症，排尿障害，性機能障害の頻度に有意差がなく，安全に施行された。長期成績ではPrimary endpointである無再発生存期間は差を認めず，TME単独療法の非劣勢は証明されなかった。また側方郭清によって側方領域の局所再発が減少することが示され，本試験から術前側方リンパ節転移のない症例であっても側方郭清を施行することが標準であると結論付けられた。しかし，側方郭清は手術時間の延長，出血量増加をきたし，局所再発は減少させるが，長期成績を向上させないことから，放射線治療と同様に局所療法の一つと考えられる。さらなる治療成績の向上には術前化学療法，術前化学放射線療法，術後化学療法などのさまざまな組み合わせによる集学的治療が必要であり，今後の課題である。

# 索 引

## 和文

### あ



### か



### さ

## た



## な



## は

## ま〜ら



## 欧文

# 新DS NOW No. 2
## 下部消化管癌に対する標準手術 ―手技習得へのナビゲート―

2019年4月1日　第1版第1刷発行

■担当編集委員　山口茂樹　やまぐち　しげき

■編集主幹　白石憲男　しらいし　のりお
■編集委員　北川裕久　きたがわ　ひろひさ
新田浩幸　にった　ひろゆき
山口茂樹　やまぐち　しげき

■発行者　三澤　岳

■発行所　株式会社メジカルビュー社
〒162-0845 東京都新宿区市谷本村町2-30
電話　03 (5228) 2050 (代表)
ホームページ http://www.medicalview.co.jp/

営業部　FAX 03 (5228) 2059
E-mail eigyo@medicalview.co.jp

編集部　FAX 03 (5228) 2062
E-mail ed@medicalview.co.jp

■印刷所　シナノ印刷株式会社

ISBN978-4-7583-1651-4 C3347